병원 명상

일러두기

1. 본 책은 질병을 앓고 있는 환자를 위한 명상 실천서입니다.

2. 명상을 처음 경험하는 분들은 Part 2 '과학으로 명상하기'를 읽으면서 뇌과학과 심리학의 지식을 바탕으로 명상을 시작해 보길 권합니다.

3. 현재 질병을 앓고 있는 분들은 Part 3 '병원에서 명상하기'를 읽으면서 자신의 고통과 괴로움에 도움이 되는 명상을 선택해 따라 해 보길 권합니다.

4. 명상 프로그램을 실천해 보고자 하는 분들은 Part 4 '한의학으로 명상하기'를 읽으면서 순서에 따라 차근차근 명상을 수행해 보길 권합니다.

5. 책을 편안하게 읽어 나갈 수 있도록 참고 문헌과 해설, 전문가 의견은 책 말미에 '주'로 정리해 두었습니다.

6. 한의학정신건강센터 유튜브 채널(www.youtube.com/@kmmhofficial)에서 '자생력 증진을 위한 마음챙김과 기공 훈련(MQT-SH)'의 다양한 명상법과 자세한 소개 영상을 볼 수 있습니다.

한의학정신건강센터
바로가기

병원 명상

김종우 · 곽희용 지음

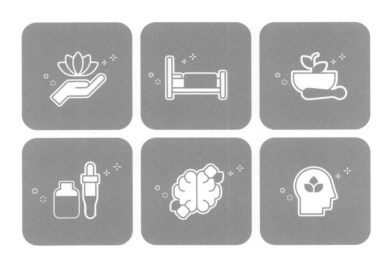

✚ 의료 현장에서 만나는 명상 치료법 ✚

담앤북스

병원에서 만난 명상

"하루에 20분씩 걷기명상을 해 보세요."

진료실에서 환자에게 명상을 '처방'하면 대개는 의아한 표정을 짓는다. 그러면 이렇게 설명한다.

"명상은 몸과 마음을 최적의 상태로 만드는 것입니다. 우리 몸과 마음을 최적의 상태로 만들어 자생력을 키우면 고통이 줄고 병을 치료할 수 있습니다."

의료 현장에서 명상이 치료법으로 활용되고 있는 한 장면이다.

근래 국내뿐 아니라 전 세계적으로 '명상 산업'이라 불릴 만큼 명상 열풍이 불고 있다. 코로나19 팬데믹을 겪으며 마음 건강에 대한 필요성이 그 어느 때보다 강조되면서 명상은 현대인들의 마음을 보살피는 건강법으로 인식되고 있다. 이러한 현상을 반영하듯 서점에는 다양한 명상서가 출간되어 있고 주위에서 명상센터도 쉽게 찾아볼 수 있다. 최근에는 혼자서도 명상을 할 수 있게 도와주는 애플리케이션(앱)이 속속 출시되고 있다. 특히 2024년 12월 유엔(UN, United Nations)이 12월 21일을 '세계 명상의 날(World Meditation Day)'로 제정해 명상에 대한 관심은 더욱 높아질 것으로 예상된다.

그런데 명상이 일선 의료 현장에서 환자의 고통과 질병을 치료하는 방편으로도 활용된다는 사실을 아는 이들은 많지 않다. 미국 병원들은 이미 1990년대부터 명상을 치료법으로 받아들였고, 미국 최고의 암센터 45곳은 명상과 요가 등을 보완대체의학의 하나로 활용하고 있다. 우리나라의 병원들도 명상을 받아들인 지 꽤 오래되었다. 2007년 강동경희대병원이 '스트레스완화 프로그램'이라는 8주간의 명상 프로그램을 개설해 임상 연구를 진행한 것을 시작으로 현재는 여러 병원에서 명상을 치료법으로 활용하고 있다.

의학에는 흔히 말하는 정통의학(正統醫學, Orthodox Medicine)뿐 아니라 대체의학, 보완대체의학, 통합의학 그리고 여러 전통의학이 있다. 열린 사회일수록 이런 다양한 의료가 공존한다. 한 가지 병이라고 해도 환자에 따라 각기 다른 고통이 있고, 고통을 느끼는 강도가 다르기에 그에 맞는 적절한 의료가 필요하기 때문이다.

고통을 없애는 것이 치료다. 그때그때의 문제를 해결하고 넘어가야 한다. 상황에 맞춰 빠른 시기에 치료에 성공해야 질병이 더 진행되지 않는다. 치료가 잘 이뤄지기 위해서는 개인이 가지고 있는 역량, 즉 자생력을 키워야 한다. 자생력이란 고통을 객관적으로 바라보고 질병에 휩싸이지 않는 힘이다. 자신이 중심을 잡고 인간의 존엄함을 유지하고 나아가는 밑바탕이다.

자생력을 키우는 효과적인 방법 중 하나가 명상이다. 명상에는 다양한 종류가 있다. 크게 나누어 보아도 집중명상, 통찰명상, 자애명상 등을 들 수 있다. 어떤 대상을 두고 오로지 몸과 마음을 한곳에 모으는 명상법이 있는가 하면, 주위에서 벌어지는 현상을 그대로 받아들이고 느끼는 명상법도 있다. 아예 작정하고 따뜻한 마음을 가지고자 하는 명상법도 있다. 이러한 각각의 명상법은 그에 부합하는 목적과 효능이 있다. 그래서 의사들은 이렇게 제안한다.

"각자의 선호에 따라, 질환에 따라, 상황에 따라 필요한 명상을 하면 됩니다."

이 책에서는 의료 현장에서 명상으로 환자의 고통과 질병을 치료하는 사례와 그 효과를 보여 주면서, 환자가 직접 수행할 수 있는 명상법을 안내하고자 한다. 1부에서는 병원에서 명상을 치료법의 일환으로 받아들이게 된 근거와 역사, 국내외 현황을 살펴본다. 2부에서는 뇌과학과 심리학에서의 명상 연구 성과를 짚어 보고 뇌과학과 심리학을 이해하면서 수행하는 명상법을 안내한다. 3부에서는 암, 정신 장애, 만성 통증의 치료에 명상이 활용되는 사례와 환자가 직접 수행할 수 있는 구체적인 명상법을 소개한다. 4부에서는 한의학 임상 현장에서 명상과 기공을 접목한 프로그램을 소개한다. 마지막 5부에는 적극적인 치료 요소가 강한 한국 명상과 치료 명상의 발전을 위한 제언을 담았다.

　　명상은 이미 의료 현장에 깊숙이 들어와 있다. 이 책이 명상을 통해 환자와 의사 모두 질병 치료의 중심이 되고 적극적인 주도자가 되는 데 작은 도움이 되길 희망한다.

2025년 2월
대표 저자 김종우

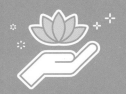

Part
01

명상
치료

+

1 장

명상이 필요한

환자들

"휴가나 연휴에 대처하는 효과적인 방법 중 하나는 속도를 늦추고 매일 약간의 시간을 내어 마음챙김을 실천하는 것입니다. 연구에 따르면 마음챙김을 실천하는 것은 웰빙, 신체적·정신적 건강, 관계 만족도 및 집중력 향상과 관련이 있는 것으로 나타났습니다. 또 마음챙김 수련은 스트레스와 불안, 슬픔과 같은 부정적인 감정을 줄이는 데 도움이 되는 것으로 나타났습니다. 4주 동안 진행되는 이 특별 프로그램에서는 명상을 연습하고 스트레스 관리를 위한 마음챙김 요령을 배워 더욱 즐거운 연휴를 보낼 수 있도록 도와드립니다. 이 프로그램은 암 치료를 받은 사람들과 그들의 간병인에게 열려 있습니다."[1]

미국 뉴욕 메모리얼 슬론 케터링 암센터의 통합의학 부서에서 암 증상 관리를 위한 워크숍을 안내하는 문구 중 일부다. 휴가나 연휴에 암 환자와 간병 보호자를 위한 마음챙김 프로그램을 실시하는 것으로, 바로 암 치료에 명상이 활용되고 있는 장면이다.

여기서 질문 한 가지. 명상하는 사람은 미국에 많을까, 한국에 많을까? 아무래도 한국인이 명상에 더 친숙하리라 생각하겠지만 실제론 그렇지 않다. 미국의 명상 인구는 2000년을 기점으로 폭발적으로 증가해 이제는 도시의 어디에서나 명상센터를 쉽게 찾아볼 수 있다. 특히 대도시에 거주하는 젊은이와 직장인, 전문가들의 명상 인구 비중이 높다. 일상의 스트레스를 관리하고, 일에 집중해 생산성을 높이고, 고통과 괴로움에서 벗어나기 위해 명상을 활용하는 것이다. 명상 대중화의 원인은 다양하지만 그중 명상의 효과가 과학적으로 검증되어 온 것을 주요하게 꼽을 수 있다. 명상의 과학적 효과를 직접적으로 확인할 수 있는 곳이 의료 현장, 바로 병원이다.

그렇다면 의료 현장에서 명상은 어떤 역할을 할까? 병원을 방문하는 환자에게 진료 시간은 늘 부족하게 느껴진다. 의사를 만나 검사 결과를 확인하고 처방을 받는 짧은 시간을 제외하면 환자는 긴 시간을 기다림으로 보낸다. 병을 치료하는 과정에서 의사는 판단, 결정하고 환자는 그저 따라야 하는 상황이기 때문이다. 나의 몸과 마음을 다루는데 정작 주인인 나는 배제되어 있다. 그러다 보니 환자는 진료 이외의 시간에 무엇을 해야 할지, 치료에는 어떻게 참여해야 할지 모른 채 시간을 보내게 된다.

이런 의료 현장에서 암, 정신 장애, 만성 통증 환자들이 특히 많은 고통을 받는다. 항암 치료를 마치고 다음 치료 일정을 기다리는 환자, 수술이나 주사 치료로 통증이 잠시 호전되었다가 다시 반복되는 환자, 일상생활에서 스트레스를 받으면 좋아지는 듯했던 불안과 우울이 재발하는 환자에게는 무엇이라도 해야 할 것이 필요하다.

항암이나 방사선 치료를 받는 사람이 표준 치료를 쉬는 기간 동안 무엇을 할 것인가? 만성 통증이 있는 사람은 진통제를 먹는 것 외에 무엇을 할 수 있을까? 우울증을 앓거나 무기력한 사람은 어떻게 일상생활을 해야 할까? 질병을 치료하기 위해 환자 스스로 어떤 노력을 할 수 있을까? 이러한 질문에 대한 답이 '명상'이다.

명상은 번뇌에서 벗어나려는 수행의 방법으로 출발했다. 소수의 수행자가 행하던 명상은 더 많은 사람이 고통에서 벗어나기를 바라는 뜻에서 점차 여러 형태로 변화하고 단순화하며 계승되었다.

서양에서 명상은 뉴에이지 운동으로 주목받으며 신비주의 현상으로 취급받기도 했지만, 오늘날 가장 적극적으로 명상을 받아들이는 분야는 의료 영역이다. 해결되지 않는 고통을 겪는 환자들은 명상을 통해 고통에서 벗어나는 방법을 배웠고, 나아가 주도적으로 자신의 고통을 조절할 수 있게 됐다. 특히 명상 프로그램인 MBSR(Mindfulness Based Stress Reduction, 마음챙김에 근거한 스트레스 완화)이 암 환자와 만성 통증 환자를 대상으로 도입, 연구되면서 환자들은 명상으로 고통을 수용하고 받아들이는 법을 배우게 됐다. 수행법의 하나인 명상이 통합의학, 보완대체의학의 한 분야인 심신중재법(Mind-body Intervention)으로 분류되어 과학적인 근거와 의료진의 수용성 측면에서 높이 평가되며 의료 현장에서 광범위하게 활용되고 있는 것이다.

의료적 목적으로 명상을 활용하기 위해서는 명상을 지도하는 의료진과 명상을 수행하는 환자의 긴밀한 상호 협조와 의지가 필요하다. 기존 의학에서는 의사가 치료의 주도권을 잡는다. 의사의 치료는 시술, 즉 기술을 베푸는 것이고 환자는 그런 시혜를 받는 입장이다. 그러나 명상으로 질병을 치유하는 과정은 환자가 주도적으로 고통을 치유하고 건강을 회복하고 행복을 얻는 여정이다. 의료진은 이러한 여정의 방향을 알려주는 가이드 역할을 담당한다.

명상을 처음 접하는 환자에게는 지도자의 역할이 매우 중요하다. 명상 지도자는 다양한 명상의 핵심적인 요소들을 잘 짚어서 설명해 줄 수 있어야 한다. 명상의 어떤 요소가 치유적 효과를 내는지 이해하고, 무엇보다 대면한 환자의 고통을 청취하고 공감하는 자세로 지도에 임해야 한다. 이러한 역량은 결국 명상 지도자 스스로가 꾸준히 수행을 할 때 갖출 수 있는 부분이다.

이 책은 의료 현장에서 명상으로 환자의 고통과 질병을 치료하는 방법을 소개한다. 의료 현장에서 환자와 의사는 상호보완적인 관계가 되어야 한다. 질병을 치료함에 있어 환자는 명상을 통해 주도자가 되어야 하고, 의료인 역시 명상을 통해 조력자가 되어야 한다. 그리고 명상 치료에서는 환자와 의사 모두 명상의 마스터(Master)가 되는 것을 최종 목표로 삼는다.

명상 치료

생로병사. 태어나고 늙고 병들고 죽어 가는 인생의 과정에서 사람들은 의사를 만나게 된다. 인간으로 태어난 이상 고통은 피할 수 없고 질병은 자연스럽게 우리 주위에 존재하기 때문이다. 일상생활 중 전혀 없는 듯하다가도 어느샌가 바로 우리 옆에 슬며시 다가오는 것이 바로 고통과 질병이다. 그래서 의학이 필요하다.

의학에서는 고통 자체를 질병으로 보지는 않는다. 자극에 대한 단순한 반응으로서의 통증도 있다. 그러나 반복되는 자극으로 역치가 낮아지고 민감해지는 상태, 나아가 자극이 없음에도 고통이 지속되는 상태는 질병으로 규정한다. 이 과정에서 스트레스라는 자극이 나타난다. 스트레스를 받았을 때 해결하지 못한 상태로 담아 두고, 이것이 변형되어 증폭되고, 심지어 왜곡되면 장애와 질병이 된다. 단순 자극에서 복잡 질병으로 이어지는 과정을 끊어 주는 것이 치료와 예방인데 이를 담당하는 것이 의학이다. 이 의학 가운데 '명상 치료'가 있다.

명상 치료는 인간의 고통을 극복하기 위한 목적으로 수행하는 치료법의 일종이다. 명상의 시작은 인간의 고통을 이해하는 것이다. 자신이 현재 어떤 상태에 있는지를 알아차리고, 이를 기반으로 고통을 받아들이고 완화하고 극복한다. 의학계에 널리 알려진 MBSR은 명상이 스트레스를 완화함으로써 여러 질병을 치유하는 방법을 제시하고 있다. 명상은 고통이 되뇌어지고 곱씹어지며 점차 눈덩이처럼 불어나는 현상을 멈춰 준다. 그리고 안정된 상태에서 현재 상황을 있는 그대로 느끼고 살펴보며 회복을 기다릴 수 있게 해 준다. 증상과 고통 그리고 질병을 이해하고 받아들이고 멈추어 기다리면 고통은 완화되고 극복된다는 것을 명상 수련을 통해 경험할 수 있다.

명상이 필요한 환자

오늘날 병원에서 명상 치료를 받고 있는 환자들이 제법 있다. 명상 치료는 다른 여러 질환에도 활용되고 있지만 직접적인 도움을 받는 사례를 살펴보고자 한다. 이런 환자들에게는 기존 치료나 표준 치료보다 명상이 주는 효과가 더 크다고도 할 수 있다.

환자 A : 여성 유방암 환자

40대 후반의 여성 환자는 급작스럽게 유방암 진단을 받았다. 결혼 후 자녀를 키우며 참고 또 참는 생활을 했고, 이제 자녀가 20대가 되어 겨우 자신의 삶을 즐길 수 있게 되었는데 갑작스레 암 진단을 받은 것이다. 수술 후 항암 및 방사선 치료를 받고 있지만 고통은 여전하다. 속이 메스꺼워서 식사를 하기 힘들고, 머리카락이 빠져 밖에 나가기도 어렵고, 무엇보다 재발이나 전이에 대한 두려움으로 잠을 설칠 때가 많다.

환자 A-1 : 암 진단 후 불안이 심한 환자

암 환자들은 암의 종류에 따라 각기 다른 고통을 겪는다. 그렇지만 처음 암 진단을 받았을 때, 재발 혹은 전이를 판정받았을 때, 별다른 치료 방법이 없다는 통보를 받았을 때의 두려움과 불안감, 좌절감은 암 환자들의 공통된 모습이다.

환자 A-2 : 암을 극복하고 주도적으로 살아가는 환자

암을 잘 극복하는 환자도 있다. 이들은 일상생활에서 더 열심히 살아가는 모습, 삶의 의미를 찾아 새로운 인생을 살아가는 모습, 마지막까지 최선을 다하면서 치료에 주도적으로 참여하는 모습을 보인다. 심지어 암이 자신의 인생을 바꿔 주었다고 말하는 환자도 있다.

암은 그간 불치 혹은 난치의 병으로 알려져 있었다. 환자들은 암을 판정받는 순간부터 죽음에 직면했다고 생각하며 하루하루를 불안과 공포에 떨며 살아가게 된다. 이러한 불안과 공포를 극복하기 위한 명상 프로그램이 있다. 질병을 스스로 극복하기 위한 노력이다. 암 환자를 위한 명상법은 다음과 같은 목적으로 진행된다.

- ☑ 암 진단의 충격으로부터 벗어나야 한다.
- ☑ 암 치료 과정에 동반되는 고통과 여러 부작용을 관리해야 한다.
- ☑ 암 치료 과정에서 나타나는 불안과 우울에서 벗어나야 한다.
- ☑ 가급적 일상생활을 잘할 수 있어야 한다.
- ☑ 죽음에 대한 두려움으로부터 스스로를 다잡아야 한다.

물론 암을 치료하는 데는 의학의 도움이 절대적이다. 의사의 주도적인 치료가 필요하다. 그렇지만 환자 자신이 치료의 중심이 되는 것이 중요하다. 그 중심을 잡아 주는 것이 바로 명상이다.

환자 B : 은퇴 후 우울증을 앓고 있는 환자

60대에 접어들어 은퇴한 후 우울증을 앓는 환자는 병원의 거의 모든 진료과에서 만날 수 있다. 젊은 시절 앞만 보고 열심히 달려왔으니 은퇴 후에는 행복한 삶을 살 수 있으리라 생각했다. 하지만 막상 아침에 일어나서 할 일이 없고 갈 곳도 없으니 인생이 재미가 없다. 그렇게 1년을 보내면서 우울증이라는 진단을 받았다. 평생 우울하다는 생각이 든 적이 없었는데 지금은 밥맛이 없고, 잠을 잘 자지 못하고, 하고 싶은 것이 없으니 우울증이 아니라고 할 수가 없다.

환자 B-1 : 무기력이 심한 우울증 환자

신경정신과를 가장 많이 찾는 부류는 우울증 환자다. 우울증은 정신적 문제 중 가장 저변에 있는 질환으로, 환자 중 다수는 문제를 해결할 기운이 없어 병의 극복이 어려운 상황이다. 그야말로 에너지 부족이다. 우울증에는 수면 장애나 식욕 부진 등의 증상이 동반된다.

환자 B-2 : 짜증과 분노가 심한 화병 환자

우울증과 더불어 문제가 되는 정신 장애가 화병이다. 화병은 스트레스로 생기는 분노에서 시작해 여러 감정을 겪으며 심화되어 결국에는 답답함과 짜증, 화가 오르는 양상을 보인다. 그렇지만 우울증 환자와 달리 에너지는 있는 편이다. 우울과 화병은 시간이 지나면서 계속 변화되는 모습을 보인다. 마치 냉탕과 열탕을 오가는 양상이다.

환자 B-3 : 우울증이 동반된 만성 고혈압 환자

정신 장애는 신체 증상을 악화시킨다. 그래서 모든 질병의 근원이 되기도 한다. 대표적인 질병이 고혈압이다. 고혈압은 과긴장 상태의 연속에서 인체가 반응하는 자연스러운 현상이다. 다만 그것이 장기화되면 만성질환이 된다.

우울증은 암보다는 덜 위험할까? 우울함과 무기력의 굴레에 빠진 사람이 있다. 우울증 환자다. 억울하고 분한 마음을 가진 사람이 있다. 화병 환자다. 사소한 자극에도 민감해지고 분노와 짜증이 불쑥불쑥 튀어나오고 한없이 우울한 기분에 빠지기도 한다. 정신적 고통을 가진 환자를 위한 명상법은 다음과 같은 목적으로 진행된다.

☑ 스트레스로 인해 변화되는 자신의 모습을 알아차림할 수 있어야 한다.

☑ 변화하는 자신의 모습에서도 지금 이 순간 온전하게 머물 수 있어야 한다.

☑ 해결되지 못한 문제를 받아들일 수 있어야 한다.

☑ 에너지를 얻어 무기력으로부터 벗어날 수 있어야 한다.

☑ 고통받고 있는 신체 증상도 이완과 안정을 통해 조절할 수 있어야 한다.

정신 장애도 암과 마찬가지로 자칫 병에 끌려다니기 쉽다. 환자가 자신의 감정을 다스리고 생활의 중심을 잡아 나가는 것이 중요하다. 그 중심을 잡아 주는 것이 바로 명상이다.

환자 C : 교통사고 후유증을 겪고 있는 환자

30대 남자 환자는 최근 교통사고를 당했다. 교통사고 이후 부딪힌 다리만 아픈 줄 알았는데 시간이 지나면서 여기저기 안 아픈 곳이 없다. 통증도 쑤시기만 한 것이 아니라 때로는 온몸에 찬 기운이 들기도 하고 반대로 화끈거리기도 한다. 벌써 두 달 넘게 치료받고 있지만 증상은 낫지 않고 소화가 안 되고 잠도 잘 못 잔다. 이런 생활이 길어지면서 짜증과 분노가 일어난다. 사고에 대한 원망과 앞으로 어떻게 살아야 할지에 대한 걱정으로 하루하루를 보낸다.

환자 C-1 : 만성 두통을 겪고 있는 환자

통증은 다양한 방식으로 나타난다. 외상 후 나타나는 통증도 있지만 그렇지 않은 경우도 많다. 외상과 관련이 없는 가장 흔한 사례는 두통이다. 처음엔 가벼운 아픔으로 시작하지만 점차 심한 두통으로 발전한다. 두통은 아픈 부위도, 양상도 다양하다.

환자 C-2 : 수술을 앞둔 만성 관절 통증 환자

관절염의 대표적인 증상은 허리나 무릎의 통증이다. 염증이나 퇴행과 관련 있는 질환이다. 통증이 시작된 후 여러 치료를 받았지만 그때뿐이다. 의사는 수술을 권유했으나 수술 후에도 통증이 지속되는 사례가 많다고 들어 망설여진다.

환자 C-3 : 섬유근통증후군을 가지고 있는 환자

섬유근통증후군 환자는 원인 미상의 통증을 겪는다. 통증의 양상도 다양하고 특히 통증이 몸 여기저기서 나타나 고통이 더 심하다. 진통제는 별로 효과가 없다. 여기저기가 아프다 보니 활동량이 줄고 식욕도 사라지고 피로하며 잠을 자기도 힘들다.

만성 통증은 괴로운 병이다. 통증을 누구에게 하소연할 수도 없다. 첨단 기술이 발달했다는 오늘날에도 통증의 평가는 환자의 주관적 판단에 의존할 수밖에 없다. 0에서 10까지 고통 중 어디에 해당하느냐를 묻는 통증평가지표(Numerical Rating Scale)다. 환자들은 질환이 치료됨에 따라 고통도 사라질 것으로 기대하지만 때로는 고통이 더 길게, 더 오래 지속되기도 한다. 환자는 의료진에게 통증 조절을 요청하고 고통의 원인에 대해 문의하기도 하지만 결국 고통은 자신의 몫이다. 만성 통증 환자를 위한 명상법은 다음과 같은 목적으로 진행된다

- ☑ 통증의 다양한 양상과 정도를 관찰할 수 있어야 한다.
- ☑ 통증과 함께 찾아오는 고통을 받아들일 수 있어야 한다.
- ☑ 통증 역시 변화하고 있음을 알아차림하고, 알아차림을 통해 통증을 완화할 수 있어야 한다.
- ☑ 통증에 대한 부정적인 해석으로부터 벗어나야 한다.
- ☑ 고통받고 있는 자신을 위로하고 자애로운 마음을 가질 수 있어야 한다.

만성 통증은 시도 때도 없이, 몸의 여기저기서 통증이 반복되는 질환이다. 결국 환자는 통증을 감당할 수 있는 역치를 스스로 높여야 한다. 이때 명상이 도움이 된다.

+

2 장

명상과 의학의
만남

오늘날 우리나라 의료 시스템에서는 의사가 치료를 주도하고 환자는 따라간다. 그러다 보니 환자는 병원에서 의사, 간호사 같은 의료인이 알아서 해 주기를 바란다. 자신이 직접 치료에 참여하는 것을 꺼리기도 한다. 또 환자들이 명상에 익숙하지 않고 치료에 얼마나 효과적인지 알지 못하기에 의료 현장에서 명상 치료가 널리 적용되는 사례가 드물다. 그렇지만 명상의 과학화·대중화가 이뤄진 미국에서는 이미 명상이 의료 현장에서 널리 활용되고 있다.

앞서 예로 든 암 환자 A, 만성 통증 환자 B, 교통사고 후유증을 겪는 환자 C는 소위 말하는 '정통의학'에만 의존하지 않았다. 여러 요인이 겹쳐서 발생하는 질환일수록, 고통이 장기화될수록, 예후에 대한 환자의 인식이 부정적일수록 표준 치료만으로 고통을 해결하지 못하는 경우가 많다. 심지어 질병이 치료되는 경과를 보임에도 환자의 고통은 여전한 경우도 왕왕 존재한다. 이러한 치료적 공백 속에서 보완대체의학과 전통의학은 환자들에게 도움을 준다. 환자들에게 두 번째 선택지를 만들어 주는 것으로, 이러한 의료 시장은 더욱 넓어지고 있다.

유방암을 앓고 있는 환자 A는 암보다 더 힘들다는 항암 치료의 고통을 줄이기 위해 한약을 처방받고자 협진을 요청했고, 여러 건강 기능 식품을 찾아 복용하고 있다. 항암 치료 후 나타나는 입마름과 메스꺼움을 없애기 위한 조치다. 다행히 같은 병원 암센터에서 의뢰해 줘 큰 어려움 없이 진료를 받을 수 있었다.

섬유근통증후근으로 만성 통증에 시달리는 환자 C-3은 류머티즘내과에서 치료받으면서 날카로운 통증은 좋아지고 있지만 여전히 전신 경직과 피로, 불면증이 지속돼 주기적으로 마사지를 받고 있다. 마사지를 받고 긴장이 풀리고 나면 증상이 한결 좋아진다.

화병을 앓고 있는 환자 B-2는 걷기명상을 배워 매일 열심히 실천하고 있다. 불안과 분노가 치밀어 오를 때 우선 밖으로 나가서 걷는다. 그리고 명상으로 마음을 안정시키고 자신의 변화하는 감정을 관찰한다. 조절되지 않던 감정이 조절되는 것을 느끼고 있다.

이는 주위에서 흔히 볼 수 있는 사례다. 이들은 병원에서 주어지는 치료에 따르면서도 스스로 병을 치료할 방법을 찾아 나섰다는 공통점이 있다. 증상 개선에 도움이 되는 식품이나 한약을 섭취하고, 주기적으로 침 치료나 마사지를 받고, 명상과 걷기를 꾸준히 실천한다. 질병 치료에 환자 자신이 주도적으로 참여하는 과정이다. 이런 주도적 참여는 실제 기존의 의학적 치료와 시너지를 내며 치료 효용을 높이는 결과를 낳는다.

지금은 의료 현장에서 다양한 보완대체의학이 활용되고 있지만 병원에서 명상을 받아들이기까지는 많은 시간이 필요했다. 명상을 열린 마음으로 수용하는 태도, 명상으로 환자의 고통을 덜어 주겠다는 자애심이 있었기에 가능한 일이었다. 그리고 무엇보다 명상의 과학화와 대중화가 큰 요인이다.

정통의학의 보완책

의학의 범위는 넓다. 인간의 고통과 괴로움을 다루는 분야이니 인간사의 모든 영역과 관련이 있기 때문이다. 그러나 근대 의학이 환원주의적 관점으로 인간의 고통을 화학 반응의 일종으로 설명하면서 실상 전체적인 시야를 놓치게 되었다. 이에 근대 의학의 부족한 점을 메우기 위한 작업이 진행됐다. 전통의학의 지혜를 현대인의 고통에 적용해 보기도 하고 새로운 의학을 개척하고자 시도하기도 했다. 새로운 의학은 근대 의학 이후 확립된 정통의학과는 다른 접근 방법을 모색하는 대체의학, 보완대체의학, 통합의학으로 전개되고 있다. 대체의학은 근대 의학의 부족한 점에 대해 새로운 대체 방법을 찾아가는 의학이고, 보완대체의학은 새로운 대체 방법과 함께 근대 의학의 부족한 점을 보완하려는 의학이며, 통합의학은 근대 의학에서 받아들일 수 있는 새로운 의학 분야를 연구·선택해 협조와 통합을 이룰 수 있다고 보는 의학이다. 이들 모두 과학적 근거와 함께 의학자들의 수용성을 고려했다.

미국에서는 대체의학, 보완대체의학, 통합의학으로 변화하며 다양한 영역2을 포함하고 있다. 초창기 국립보완대체의학센터(NCCAM, National Center for Complementary and Alternative Medicine)에서는 생물학적 제제, 심신중재, 수기 및 신체 중재, 에너지 치료, 대체의학의 다섯 영역에서 약초, 음식, 보충제, 명상, 최면, 예술 치료, 카이로프라틱, 마사지, 지압, 기공, 레이키, 한의학과 아유르베다, 동종요법과 자연요법 등을 제시했다. 이후 발전된 조직인 국립보완및통합건강센터(NCCIH, National Center for Complementary and Integrative Health)에서는 천연 산물, 심신중재, 기타로 분류를 단순화했다. 이런 과정을 거치면서 다양한 치료 기법들이 정통의학과 교류하며 그 폭을 넓히고 높은 수준의 연구에 이르고 있다.

이처럼 미국에서는 대체의학, 보완대체의학, 통합의학이 정통의학과 상생하며 발전하고 있다. 실제 정통의학과 협업하며 표준 치료의 부족함을 보완하고 새로운 의학으로의 발전이 가속화해 그 결과 통합의학 시스템이 형성되고 공고해지고 있다.

통합의학은 개인을 정신생물학적 맥락에서 관찰한다. 환자의 심리적 요인을 평가할 때 인지 양식 및 감정 표현력의 개인적 측면, 대인 관계의 질과 안정성의 대인적 측면, 영적 믿음의 초월적 요소들을 두루 살펴 치료에 반영하는 통합적 관점을 갖는다. 또 건강과 질병을 유전적·생리적·정신적·사회적 요인의 상호 작용의 결과로 보고, 질병을 치료할 때 '자기 치유(Self-healing)'를 중요시한다. 특히 암 환자와 같은 난치성 질환 환자의 경우 회복되지 못할 것 같다는 생각, 심하면 죽을 수도 있다는 불안을 겪게 되므로 영적 건강을 위한 노력이 필요하다. 이에 치료 과정에서 심리적인 문제가 주요하게 다뤄져야 하는데 이때 상담과 명상 등은 환자의 부정적인 생각의 고리를 끊어 냄으로써 치유력을 증진하는 수단이 될 수 있다.

통합의학은 인간이 미세하고 복잡한 세포 내 신호 전달 체계의 연결망을 통해 세포 수준에서부터 조직-기관 수준, 마음과 영혼의 수준에 이르기까지 우리 몸의 모든 단계에서 기능하는 치유 체계를 가지고 있다고 전제한다. 따라서 신체-정신-사회-영적 측면에서 전인적인 접근을 하며 웰니스(Wellness)와 힐링(Healing)을 목표로 한다. 몸-마음, 다이어트와 영양 보충, 운동 등과 연계한 소위 라이프스타일의학(Lifestyle Medicine)의 중심 역할을 하고 있다. 일례로 만성 통증 환자는 회복 과정에서 적극적인 일상 복귀가 중요하기에 진통제로 통증을 조절하는 것에 한정하지 않고 일상 활동을 수행할 수 있도록 식사와 운동, 마음 다스리기 훈련을 함께 활용하는 식이다.

결국 통합의학은 의학의 기본적인 관점을 변화시키는 것을 목표로 한다. 이는 몸-마음-세상이 연결되는 과정이다. 전신적인 치유, 자연에 더 가까운 관계, 환자-의사의 밀접한 관계, 심신의학의 강조 등의 요소들이 통합의학이 추구하는 방향이다. 정신적 고통을 받는 환자의 신체적 고통을 고려해야 하고, 신체적 질병이 있는 환자의 정신적 문제를 소홀히 하지 않는다. 결국 통합적 접근과 이해가 필요한 것이다.

앞서 언급한 환자 A, B, C는 대체의학, 보완대체의학, 통합의학의 도움을 받고 있다. 유방암을 앓고 있는 환자 A가 암 치료의 고통을 줄이기 위해 영양 보충제를 처방받아 복용하고, 명상을 비롯한 심신중재를 암센터의 통합의학 부서에서 수행한다. 항암 치료가 시행되는 과정에서 나타나는 불편함의 해결을 통합의학에서 담당하는 것이다.

우울증을 앓고 있는 환자 B는 감정을 조절하고 무기력을 극복하기 위해 운동 처방을 받고 이와 함께 걷기명상을 실행한다.

우울증은 생활 습관과 관련 있기에 이를 교정하기 위해 라이프 스타일의학을 담당하는 부서의 도움을 받는다.

섬유근통증후군으로 만성 통증에 시달리는 환자 C-3은 통증 조절을 위해 마사지를 받고 긴장을 완화하기 위해 명상을 한다. 표준 치료에 만족하지 못하는 경우 이처럼 다양한 대체 치료가 필요하다.

의학의 원류 전통의학

전통의학은 우리나라의 한의원과 한방병원에서 활발하게 진료가 행해지는 영역이다. 중국에서는 중의학이, 인도에서는 아유르베다가 전통의학으로서 확고히 자리매김하며 의료 현장을 담당하고 있다. 미국에서도 동종요법(Homeopathy)과 자연요법(Naturopathy)이 별도의 의료 시스템으로 그 역할을 담당하고 있다.

환자 대부분은 질병과 함께 고통을 겪는다. 그런데 표준적인 의학적 처치에서는 더 이상 해 줄 것이 없다는 이야기를 듣기도 한다. 고통은 있지만 의학적 진단 도구를 통한 진단 영역에서는 벗어나 있는 것이다. 이런 경우 병은 치료되었지만 고통은 여전하다는 하소연을 하게 된다. 전통의학은 인간의 고통을 기반으로 진료한다. 인간의 고통이 어떤 특성을 갖느냐를 추론해 그에 부합한 치료를 진행한다. 그래서 질병이 아직 치료되지 않았음에도 고통으로부터는 벗어날 수 있는 사례가 나타나기도 한다.

동아시아 국가의 중의학과 한의학, 인도의 아유르베다 등의 전통의학은 공통적인 철학적 기초를 갖는다. 이를 기반으로 행동 규범 및 가치관에 접근하기도 하고 인간의 본성 혹은 의미를 다루기도 한다. 전통의학은 근대 의학 이후 과학화 경향에 따라 여러 치료 기술과 수단을 개발하고 있지만, 인체를 바라보는 핵심 관점은 변형과 응용 속에서도 유지되고 있다. 이는 정신과 신체에 대한 통합적 이해로, 우주와 자연 그리고 인간의 몸을 관통하는 철학이 담긴 인문학적 관점이다. 치료법에서도 정신과 신체의 통합을 위한 조화와 균형, 인간과 자연의 통합을 위한 순환과 교류를 중시한다.

전통의학에서는 개인이 가진 질병에 대한 자기 치유력을 자생력으로 설명한다. 의학, 생활, 수행을 통해 자생력을 유지하고 이를 통해 질병을 극복하고 건강을 유지한다. 양생(養生)은 체질을 개선하고 질병을 예방함으로써 건강한 생명을 보존하고자 하는 몸과 마음의 일체의 행위로 '사상적 관념'과 '실천적 행동'을 포괄한다.

한의학의 철학과 인체관은『황제내경(黃帝內經)』[3]에서 살펴볼 수 있다. 『황제내경』은 2,000년이 넘은 한의학의 원전으로 의학서임과 동시에 철학서이기도 하다. 여기서 제시하는 양생법의 '사상적 관념'은 한마디로 '화(和)', 즉 조화로움이다. 이는 자연계의 변화 법칙인 음양에 순응하며 정확한 양생 법칙에 따라 건강을 유지해야 한다는 '법어음양(法於陰陽) 화어술수(和於術數)'라는 말과 통한다. 여기에는 동양 사상의 원천인 자연과 인간은 하나라는 '천인합일(天人合一)', 우주는 음과 양 그리고 다섯 가지 원소로 구성되어 있다는 '음양오행(陰陽五行)' 사상이 담겨 있다. 구체적으로는 사람과 자연, 사람과 사회, 사람과 사람, 몸과 마음의 화합을 뜻한다.

'실천적 행동'은 '정기신(精氣神) 양생'이다. 정(精)은 몸의 근본 물질이고, 기(氣)는 생명 활동의 에너지이며, 신(神)은 생명 활동의 주재자이자 활력 그 자체이므로 이 세 가지를 단련해야 건강해질 수 있다. 구체적인 방법으로 호흡법, 명상법, 기공법, 식이 요법, 마음 수련법 등이 있다.

아유르베다[4] 전통의학은 고대 인도의 영적인 믿음을 기반으로 치유를 목적으로 하는 깊이 있는 체계를 갖추고 있다. 어원적으로는 두 개의 산스크리트 단어, '삶'이라는 뜻의 '아유샤'와 '과학'이라는 의미의 '베다'의 합성어이다. 곧 '삶의 과학'을 의미한다. 아유르베다의 약제는 강장제 또는 원기 회복을 위한 회춘제 역할을 한다.

환자 A, B, C가 한국에서 한의학 진료를 받게 되면 어떨까. 유방암을 앓고 있는 환자 A는 질병을 극복하기 위해 우선 자생력을 높여야 한다. 흔히 말하는 보약이 필요하고 증상에 맞춘 약도 처방될 것이다. 특히 식욕 부진과 메스꺼움, 불면과 피로, 통증 조절을 위한 한약이 많이 쓰인다.

섬유근통증후근으로 인한 만성 통증을 겪고 있는 환자 C-3은 어느 정도의 고통을 감내하며 생활해 보라는 의견을 듣게 될 것이다. 기본적인 신체 에너지가 순환되어야 통증도 조절되기 때문이다. 태극권이나 맨발 걷기 같은 활동이 추천되기도 한다.

우울증과 정신적 고통을 호소하는 환자 B는 마음 다스리기의 중요성을 배우고 이를 위한 수행을 하게 될 것이다. 명상 가운데 마음챙김 훈련으로 생각의 전환을 시도하고, 기공으로 무기력을 극복하려는 노력이 뒤따라야 치료가 가능하다. 무엇보다 환자 A, B, C 모두 질병 예방을 위해 어떻게 노력해야 하는지를 배우게 될 것이다.

통합의학과 전통의학이 다루는 질환

통합의학과 전통의학은 정신과 육체를 통합적인 관점에서 보기에 주로 다루는 질환은 정신신체 질환이라 할 수 있다. 현재의 의료 체계에서 정신신체 질환은 신체 질환 가운데 정신적 문제가 원인 및 악화 요인이 되는 경우다. 대체로 '스트레스를 너무 받지 마세요.'라는 무책임한 말을 듣게 될 뿐 정신적 문제가 명확하게 심각한 경우에만 정신과 협진을 고려하게 된다. 그러나 통합의학과 전통의학의 관점에서는 거의 모든 병에 대해 몸과 마음을 동시에 고려한 진료를 진행한다.

정신신체 질환은 심리적·사회적·행동적 요인에 의해 유발·진행·악화되는 객관적인 유기적 변화 또는 기능적 변화를 특징으로 하는 신체 질환 또는 장애를 말한다. 심리적 요인으로 발생하는 신체적 질병 또는 증상을 포함한다. 고혈압을 앓고 있는 환자의 경우 스트레스로 증상이 발생 혹은 악화한 경우가 여기에 해당한다. 약물 치료와 함께 스트레스 관리를 위한 상담과 행동 치료가 필요하다.

정신신체 질환에 영향을 주는 요인은 주로 개인의 취약성에 영향을 미치는 심리사회적 요인과 관련이 많다. 최근에 겪은 생활 사건, 스트레스, 적응에 대한 부담, 성격, 태도, 행동이 관여한다. 환자 A, B, C 역시 정신신체 질환을 앓고 있다고 볼 수 있다. 환자 A는 암 진단과 함께 찾아온 불안이 있고, 환자 C는 스트레스가 통증을 악화 혹은 지속시키고, 환자 B는 정신 장애가 여러 신체 증상을 유발하고 있다.

정신신체적 개입으로 호전이 보고된 의학적 상태는 만성

통증, 만성피로증후군, 관상동맥 심장 질환, 고혈압, 긴장성 두통, 당뇨병, 암, 천식, 간질, 비만, 소화성 궤양, 과민성대장증후군, 염증성 장 질환, HIV 감염과 에이즈, 관절염 등으로 거의 모든 질환에 해당한다.

정신신체 질환을 다루는 치료법은 심신중재법이다. 바로 마음과 몸을 함께 다루는 치료법이다. 여기에는 바이오피드백, 유도심상훈련, 점진적근육이완법, 심호흡, 최면, 태극권, 기공, 요가와 명상이 있다. 모두 통합의학과 전통의학에서 주로 활용하고 있는 치료법이다.

고통을 치료하는 통합의학센터

미국 주요 암병원의 보완대체의학 실태 조사 결과가 발표됐다.[5] 2016년 1월부터 5월까지 엠디 엔더슨 암센터, 메모리얼 슬론 캐터링 암센터, 하버드대 다나파버 암센터, UCLA 병원 등이 포함된 미국 국립암연구소 지정 암센터(NCI-designated Comprehensive Cancer Centers) 45곳의 웹사이트를 체계적으로 분석한 결과, 시행되고 있는 치료법은 운동 97.8%, 침 88.9%, 명상 88.9%, 요가 86.7%, 마사지 84.4%, 음악요법 82.2% 순으로 나타났다. 현대 의학의 최정점에 자리한 암센터에서 다양한 보완대체의학 치료가 실행되고 있는 것이다.

메모리얼 슬론 케터링 암센터에는 통합의학 부서가 있고 이곳에서 암 증상 관리를 위한 보완요법이 시행되고 있다. 병원에서는 "우리는 단지 질병이나 증상만이 아닌 전인적인 돌봄이 중요하다고 믿습니다. 통합의학은 침술, 마사지, 요가와 같은 자연 치료를 전반적인 치료 계획에 포함합니다. 우리의 모든 종합적인 건강 서비스 및 프로그램은 최신 과학적 증거를 기반으로 합니다."라고 소개하고 있다.

이곳 통합의학 부서에서는 웰빙 감각을 높이는 것부터 통증 관리까지 환자에게 도움이 되는 전문적인 조언과 프로그램을 제공한다. 화학 요법 및 방사선 치료로 인한 부작용을 처리하고 불안과 우울, 스트레스를 최소화한다. 허브, 비타민, 건강 보조 식품 옵션을 이해하도록 도와주고 림프부종을 예방하고 치료한다. 그리고 피로, 신경병증, 구강건조, 안면홍조 및 기타 증상을 조절하면서 근력, 균형, 지구력 향상 및 통증과 근육 긴장 감소와 함께 호흡을 조절하는 힘을 활용하고 있다. 그야말로 암 환자의 토탈 케어(Total Care)를 담당한다.

통합의학 부서에서 운영하는 명상 프로그램으로는 마음챙김, MBSR, 자애명상, 메타, 집중명상 등이 있다. 여기서는 명상을 편안하지만 집중하며 깨어 있는 '낮은 대사를 하면서도 각성된 생리적 상태'라 정의한다. 이어 명상이 불안, 스트레스, 통증, 피로 감소에 도움이 되며 대처 능력, 웰빙, 인식, 인지 개선에 도움이 될 수 있다고 소개한다. 명상의 일반적인 목표에는 내면의 평온함, 신체적 이완, 심리적 균형, 활력 및 대처 능력 향상이 포함된다. 가장 많이 연구된 명상 형태는 일반적으로 8주 프로그램으로 제공되는 MBSR이다.

통합의학과 전통의학의 중심, 명상

미국 국립보완및통합건강센터에서는 명상을 '평온과 생리적 이완을 증가시키고, 심리적 균형을 유지하며, 질병에 대처하고, 전반적인 건강과 웰빙을 돕는 오랜 전통이 있는 심신요법'으로 정의한다.

전통의학이 '과학'으로 이해되는 과정에서 긍정적인 측면만이 아니라 부정적인 측면도 나타나는데, 명상은 전통에서 과학으로 넘어가면서 활용의 폭이 넓어지고 그 깊이도 유지하고 있는 것을 볼 수 있다. 특히 의료 현장에서 활용되는 명상은 과학화·대중화를 이뤘을 뿐만 아니라 치료가 어려운 질환에도 적용되며 발전하는 모습을 볼 수 있다. 명상이 전통적인 지혜를 바탕으로 과학을 통해 현대에 적용되는 모습은 그야말로 온고지신(溫故知新)의 사례라 할 수 있다.

전통의학의 관점에서 보면 동아시아 의학에서는 기공, 인도 아유르베다 의학에서는 요가가 명상과 유사하다. 둘 다 심신 건강을 통합적으로 도모한다는 측면에서 전통의학의 맥을 그대로 유지하고 있는 건강 수행법이다.

기공[6]은 기(氣)의 움직임 또는 그 훈련으로 기의 운행을 조절하고 회복해 인체의 자연 치유 능력을 극대화하는 건강법이다. 체조, 호흡 조절, 의식 훈련을 통해 기를 길러 보충하고 원활하게 소통시킴으로써 심신의 건강을 증진한다. 기공 수련자들은 의식 활동과 무의식 활동을 통합하는 힘을 강화해 자신만의 버릇과 콤플렉스를 제어하고 더욱 높은 수준의 의식을 갖춘 원숙한 인격으로 변화하는 것을 목적으로 삼는다. 다양한 기공 훈련법 중 환자의 상황에 맞춰 변용해 사용할 수 있다.

요가는 인도 전통의 심신수행법으로 산스크리트 단어 '유즈'를 근원으로 하며 '결합'을 뜻한다. 요가는 특정한 자세를 하면서 몸과 마음을 수련한다. 신체적으로는 완전한 이완 상태를 만들고 정신적으로는 초월적 상태를 만듦으로써 몸과 마음이 온전한 상태에 도달하는 것을 목표로 한다. 요가는 그 역사만큼 다양한 수행법이 있는데 그중 아쉬탕가 요가[7]는 여덟 차크라의 이론에 충실한 요가로 자세와 함께 마음가짐을 강조한다.

요가는 각각의 방법을 단계적으로 익히며 몸과 마음을 통합적으로 관리한다. 명상이 마음 훈련에 가깝다면 요가는 신체 훈련에 가까운데, 전통의학이 몸과 마음을 통합적으로 다루고 있기에 두 가지 방법은 서로 통합적으로 활용되고 있다.

명상과 의학의 만남 MBSR

명상과 의학이 의료 현장에서 만나게 된 가장 큰 사건은 MBSR(마음챙김에 근거한 스트레스 완화)의 탄생이다. MBSR은 1979년 메사추세츠 의과대학 부속 병원의 존 카밧진 교수가 만든 명상법이다. 그는 젊은 시절 명상을 수행하면서 한국의 참선을 접했다. 1974년 숭산 스님을 만나 가르침을 받고 깨달음의 세계를 알게 되었다고 한다. 당시 분자생물학을 연구하던 서른 살의 그는 "이 세상에 지혜와 자비가 늘고 고통이 줄어드는 데 기여할 수 있는 창조적인 일"을 고민하기 시작해 이후 의료센터에 스트레스 완화 클리닉을 열어 프로그램을 개발했다.

카밧진은 MBSR을 초기 불교 수행에 바탕을 둔 스트레스 감소 훈련 프로그램으로 구성했다. 불교나 종교적 신비주의를 배제하고 현대 의학에 적합한 개념으로 대체했고, 위파사나(Vipassana) 수행 체계에 근본을 두고 재구성하는 한편 요가를 첨가했다. MBSR의 기본 정신은 선(禪) 사상과 동체대비(同體大悲) 사상을 바탕으로 모두가 본능적으로 갖추어져 있는 지혜와 자비심을 개발하는 것이다. 대부분의 질병은 환자 자신의 마음에서 발생하므로 태도와 감정을 바꾸면 고칠 수 있다는 질병관과 치유관을 전제로 한다.

몸과 마음에 일어나는 반응을 불필요한 판단이나 해석 없이 그대로 바라보고 수용하면 개선된다. 또 자신의 질병에 대해 해석, 판단, 절망, 자기비판이 줄어들면 저절로 낫는 '자기 치유'가 발생한다. 카밧진이 이러한 관점들을 설명한 책『마음챙김 명상과 자기치유』를 출간한 것은 명상의 치료적 활용을 전 세계로 확산하는 계기가 됐다. 이후 MBSR은 통합의학, 심신의학의 핵심이 되어 인지 치료에 제3의 물결을 일으켰다.

MBSR은 명상을 기반으로 만들어진 스트레스 관리 프로그램이지만 '명상'이라는 말은 슬쩍 빠져 있다. 질병의 이름도 빠져 있다. '마음챙김'과 '스트레스'만이 이 프로그램의 정체성을 표현하고 있다. 아마도 프로그램 개발 시 의료계와의 협력을 염두에 둔 고심의 산물이지 않을까 싶다. 의료계에서는 의료인이 아닌 사람이 '질병', '치료'라는 말을 쓰는 것을 금기시하고 있기 때문이다. 그러다 보니 '스트레스'나 '힐링'과 같은 단어들이 활용되는데 이 이름 역시 그러한 장벽을 넘고자 만들어진 것으로 추측된다.

'Mindfulness'는 여러 번역이 있을 수 있지만 오늘날 우리나라에서는 주로 '마음챙김'으로 풀이된다. 'Mind'는 마음으로,

'Fulness'는 'Fullness'가 기본형으로 바뀌면서 충만함, 완벽함, 풍부함, 가득함, 깊음 등으로 번역된다. 마음이 온전함을 표현한 것이라 할 수 있다. 'Stress'는 자극에 대한 인간의 반응으로 이후 고통과 괴로움, 장애와 질병으로 이어지는 과정이다. 즉 자극에서 질병으로 넘어가는 과정에서 반응을 완화하면 질병으로 이행되는 것을 막을 수 있다. 그래서 마음의 온전함을 통해 질병으로 발전하지 않도록 스트레스를 관리하는 것이 이 프로그램의 목표다.

MBSR의 등장은 카밧진이 1979년 개설한 만성 통증 환자를 위한 자기돌봄 훈련 프로그램(Self Care Training Program)에서 비롯된다. 카밧진은 병원 통증클리닉에서 여러 차례 치료를 받았지만 증상이 지속되는 환자를 의뢰받아 명상을 지도했다. 만성 통증은 '심리적 통증'이라 불릴 정도로 정신적인 요소가 많이 개입한다. 그래서 환자는 시간이 지날수록 의료진에게 비협조적이 된다. 때로는 적대적이기까지 한다. 진통제로 통제되지 않는 환자를 보는 의료진 역시 답답하기는 마찬가지이고 심지어 환자를 탓하게 된다. 자연스럽게 의사–환자의 신뢰 관계가 깨지고 환자를 돌봐줄 곳이라면 어디든 의뢰를 하게 된다. 그곳이 바로 존 카밧진의 의료센터였다.

카밧진의 성공적인 경험은 이후 더 많은 환자를 의뢰받는 기회가 되었고, 프로그램에 대한 과학적 연구가 진행되면서 의료진들의 관심도 증가했다. 카밧진이 의사는 아니지만 의료 현장에서 본격적으로 일을 하게 된 것이다.

　카밧진의 첫 논문[8]은 「마음챙김명상 실천에 기초한 만성 통증 환자를 위한 행동의학 외래 환자 프로그램」이다. 의사에게서 다양한 의학적 상태의 만성 통증 환자를 의뢰받아 스트레스 완화와 이완 프로그램(SR&RP, Stress Reduction & Relaxation Program)을 시행했다. 프로그램 적용 후 살펴본 결과 통증의 정도뿐만 아니라 심리적 증상도 개선되었고 최대 7개월 후 추적 관찰 시까지 유지됨이 확인됐다.

　카밧진이 만성 통증 이후 접하게 된 환자는 암 환자였다. 암은 그 자체보다 연관된 여러 고통, 치료를 받는 과정에서 발생되는 이차적 고통과 괴로움이 많은 질병이다. 기본적으로 통증이 있고 음식 섭취의 어려움, 전반적인 대사 기능의 문제, 활동의 제한 등이 따른다. 치료 과정에서도 수술 후, 항암 치료 후, 방사선 치료 후 나타나는 고통이 암 치료 자체를 힘들게 하기도 한다. 이런 상황에서 여러 보완대체의학이 활용되고 있는데 그중 명상이 1순위다. 카밧진 역시 암 환자에게 명상 프로그램을 활용했다.

　암 환자에 대한 적용 이후 명상 프로그램을 활용하는 질환은 확장됐다. 우울증은 질환의 심각성도 문제지만 치료가 잘 되고 안정적으로 유지되다가도 재발하는 경우가 많다. 우울증이 재발하면 이전보다 치료가 더 어려워지는데, 이런 경우 환자뿐만 아니라 의료진 역시 몹시 힘들어진다. 이때 MBSR은 환자의 생각을 돌려놓고 고통과 괴로움의 상태에서 자신을 객관적으로 볼 수 있도록 함으로써 우울증의 늪에서 빠져나오는 데 도움을 준다. 카밧진이 관심을 가진 세 번째 영역이다.

심리학에서는 정신적 고통에 관한 연구가 진행되면서 심리학의 여러 기법과 명상을 통합해 새로운 프로그램이 만들어지고 있다. 심리학에서 상담에 가장 많이 활용하는 인지 행동 치료가 기본이 된다. 왜곡된 인지와 잘못된 행동을 교정함으로써 정신적 문제를 해결하는 인지 행동 치료에 명상이 융합된 것이다. 우울증, 특히 우울증의 재발을 효과적으로 막는 MBCT(Mindfulness Based Cognitive Therapy, 마음챙김에 기반한 인지 치료)와 불안을 조절하기 위한 ACT(Acceptance and Commitment Therapy, 수용 전념 치료)가 대표적인 예다.

의료 현장에서의 적용은 의학적 연구를 통해 보편적인 활용으로 이어졌다. 의학적 연구는 임상 연구를 거치는데 치료 방법이 플라시보(위약 효과)보다 명확한 효과를 가지는 것을 의미한다. 이런 연구의 축적은 결국 의료적 경험이 보편적인 의료 행위로 자리 잡도록 했다. 현재 미국 하버드, 듀크, 스탠포드 등의 병원에서 명상 프로그램이 시행되고 있으며 전 세계적으로도 720여 의료 기관에서 활용되는 것으로 알려져 있다. 의료 현장에서만이 아니라 기업, 학교, 군대, 스포츠계, 심지어 교도소 등에서도 다양하게 활용되고 있다.

카밧진은 MBSR[9]을 공개하면서 누구나 활용할 수 있도록 했다. 진행 순서를 보면 먼저 일상에서 가장 많이 접하는 장면에서, 가장 쉬운 것부터 시작한다. 먹기명상부터 시작하는 것을 보면 알 수 있다. 명상 수행뿐 아니라 교육도 중요하게 다루고 있다. 명상에 대한 이해와 일곱 가지 태도, 스트레스와 통증에 대한 이해를 돕는다. 호흡도 중요하게 다룬다. 프로그램 초반에는 자연스러운 호흡만을 이야기하고 후반으로 갈수록 호흡을 비중 있게 다룬다. 요가와 같은 명상 수행의 보조적 훈련도 실시한다. 사고와 정서의 조절뿐 아니라 몸과 자세, 동작을 학습한다. 또 인간의 마음에 접근하는 방법으로 감사와 자애를 강조하고 있다.

MBSR은 주로 8주 프로그램으로 진행한다. 8주간 각 3시간 정도 자기 수련을 하며 그 사이에 종일명상을 한 번 시행해 총 9주간 진행하기도 한다. 이 프로그램은 많은 연구와 검증을 거쳐 실제 병원에서 활용되고 있다. 한국명상학회에서도 이 방법에 따라 '3시간 8주 24시간'을 표준 교육 프로그램으로 제공하고 있다.

환자 A, B, C에게 MBSR과 명상을 적용하면 어떨까. 암을 앓고 있는 환자 A에게 마음챙김과 명상은 안정과 생각의 전환을 도와준다. '암 환자'가 아닌 '암을 앓고 있는 사람'이 되기 위해 암이라는 질병과 자신을 떨어뜨려 놓아야 한다. 호흡법과 이완법을 통해 안정을 찾고, 마음챙김을 통해 지금 이 순간의 현실에 온전하게 마음을 모을 수 있도록 한다.

우울증을 앓고 있는 환자 B는 감정 조절을 위해 호흡법을, 무기력을 극복하기 위해 먹기명상과 걷기명상을 수행할 수 있다.

만성 통증에 시달리는 환자 C는 통증의 조절을 위해 명상을 실행할 수 있다. 명상은 통증과 고통을 분리하는 데 도움을 준다. 통증의 현상에 함몰되어 고통스러운 삶을 사는 상태에서 고통을 수용할 수 있는 상태가 되면 통증 역시 줄어드는 것을 경험한다.

이 방법들은 모두 MBSR의 과정 안에 들어 있다. MBSR은 일상에서 수행할 수 있는 명상법으로 구성되어 언제든 마음챙김을 활용해 마음을 갈무리할 수 있다.

MBSR을 넘어 한국 명상으로

MBSR이 전 세계 보편적인 명상 훈련법으로 자리를 잡았지만 한국 명상과는 조금 차이가 있다. MBSR은 위파사나에서 출발한 명상이고 한국 명상은 사마타(Samata) 요소를 가지고 있다.

이런 차이를 극복하기 위해 한국명상학회는 MBSR에 집중명상의 요소를 포함한 'K-MBSR'을 제작해 교육하고 있다.

K-MBSR은 집중명상을 중시하기에 호흡명상을 세분해 호흡집중명상과 호흡알아차림명상으로 나눠 별도로 수행한다. 또 자비명상을 강조한다. MBSR 역시 최근에는 호흡을 강조하고 자비를 포함해 교육을 진행하고 있기에 결과적으로 서로 매우 유사한 방법으로 발전해 왔다고 볼 수 있겠다.

K-MBSR은 한국 명상의 특징을 일부 포함하기는 했으나 기본적으로 MBSR에 기반하기에 한국 명상을 대표한다고 하기에는 적절하지 않다. 한국 명상의 특징인 선(禪)과 구체적인 방법으로의 화두선이 빠져 있기 때문이다. 이는 명상학회에서 지향하는 명상의 과학화·대중화 기조에는 담아내기 어려운 분야이기도 하다. MBSR은 집단 프로그램으로 단계별 교육을 통해 참여자들이 공통적으로 이룰 수 있는 목표가 정해져 있는 반면, 화두선은 참여자가 각자 다른 길을 각자의 보폭으로 걸어간다. 선을 정형화된 프로그램으로 만드는 것, 참여자들이 체계적으로 목표를 달성하도록 유도하는 것에 상당한 어려움이 따를 것이 예상된다. 다만, 최근 명상학회에서 이러한 분야를 연구 대상으로 삼고 있기에 앞으로 한국 명상의 특징을 더욱 깊이 담아낸 여러 프로그램을 개발하고 상황에 맞게 활용할 수 있을 것으로 기대한다.

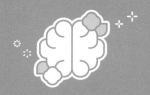

Part
02

과학으로
명상하기

+

1 장

뇌과학을

이해하며

명상하기

오늘날 환자에게 "무조건 나를 믿고 따르라."고 말할 의사가 있을까? 환자들은 합당한 이유가 없다면 그리고 자신이 이해할 수 없다면 아무리 의사의 말이라도 무조건 따르지는 않는다. 왜 해야 하는지, 어떤 방법으로 하는지, 어떤 절차로 이뤄지는지 등을 세세하고 명확하게 알려 주지 않으면 받아들이지 않는다. 과학적 근거를 가지고 설명해야 비로소 받아들이고 실행한다.

명상을 치료법으로 제안할 때도 마찬가지다. 명상은 결국 본인의 수행이기에 가르치는 내용과 실천할 수 있는 내용, 가르침의 이론과 배움의 실행이 일치해야 비로소 효과를 얻을 수 있다. 그래서 병원에서는 명상을 뇌과학과 심리학으로 설명하고 그에 기반해 명상을 수행하도록 안내하고 있다.

명상은 뇌의 기능을 활용하는 훈련법이다. 뇌를 이해하는 것은 인간의 능력을 이해하는 것이고, 뇌를 이해함으로써 명상에 과학적으로 접근하면 명상의 목적이 명료해져 수행의 효율성을 높일 수 있다.

뇌과학을 통한 명상 연구

명상에 대한 뇌과학 분야의 연구는 처음에는 명상을 오랜 기간 수행한 티베트 승려를 대상으로 이뤄졌다. 명상 초심자와 명상 숙련자를 비교하는 식의 연구가 많았다. 수행자들은 장기간의 수련으로 실험실에서도 빠른 속도로 명상 상태에 접어들 수 있어 효능에 대한 결과를 쉽게 도출할 수 있었다. 다음으로는 초심자를 명상 상태로 유도했을 때 숙련자와 유사한 상태로 접어드는지에 대한 연구가 진행됐다. 이를 통해 초심자라고 해도 빠른 속도로 명상 상태에 접어들 수 있음이 밝혀져 일반인과 환자를 대상으로 한 명상 연구가 점차 늘어나게 됐다. 이후 명상 프로그램이 개발되면서 연구가 본격화됐고 명상의 효과가 과학적으로 입증됐다. 명상 연구에 활용된 방법 역시 변화, 발전하는 과정을 볼 수 있다.

명상이 과학화되는 과정에서 몇 차례의 획기적인 변화를 만나게 된다. 명상에 대한 뇌과학 연구는 뇌파 연구로부터 시작됐다. 뇌의 활동을 영상으로 관찰할 수 있는 fMRI(기능 자기 공명 영상법)가 등장하면서 명상이 뇌의 어떤 부위를 활성화하고 비활성화하는지에 대한 연구 결과가 나오기 시작했다. MRI 연구가 진행되면서 장기 명상 수행 시 뇌의 구조 자체가 변화한다는 사실이 밝혀졌다. 자율신경계 연구는 몸과 마음의 연결을 대상으로 하는데 이 역시 뇌과학에 기반을 두고 진행됐다.

뇌파 연구

뇌파는 뇌신경 사이에 신호가 전달될 때 발생하는 파동으로 뇌의 활동 상황을 알려 준다. 명상의 일차적인 목적이 이완과 안정이기에 명상으로 뇌파의 빠르기가 늦춰진다는 것이 명상의 효과에 대한 초기 가설이었다. 명상을 하면 마치 잠을 자는 것과 같은 뇌파 속도를 의도적으로 만들어 낼 수 있다는 것이다. 흥미로운 점은 수면 상태에서는 베타파에서 갑작스럽게 깊은 잠에 빠지면서 알파파로 변화하는데, 명상 상태에서는 의도적으로 뇌파를 서서히 느리게 만들다 최종적으로는 깊은 수면 상태에서 나타나는 뇌파를 만들어 낸다는 것이다. 잠은 깜박하고 빠져들어 자신의 의도와 관련 없이 급격하게 뇌파의 빠르기가 느려지는 과정이라면, 명상으로는 뇌파의 빠르기를 자신이 조절할 수 있다는 것이다.

　이와는 반대로 명상을 하면서 뇌파가 급격하게 빠른 속도로 움직이는 것을 관찰할 수도 있다. 어떤 대상에 집중하거나 여러 생각을 하면 뇌의 네트워크 활동이 활성화되면서 나타나는 현상인데, 자애심을 일깨울 때 급격하게 높은 주파수의 뇌파가 나타나는 것을 관찰할 수 있었다. 따뜻한 자애의 마음을 가지면 당연히 베타파에서 알파파로 변화할 것이라는 예측과는 달리, 도리어 빠른 뇌파인 감마파가 확인됐다. 명상으로 뇌의 특정 영역이 격렬하게 활성화될 수도 있음이 밝혀졌다.

　뇌파 결과는 명확하게 두 가지로 나뉜다. 명상 수련으로 안정 상태에서 나타나는 알파파(8-12 Hz 이완, 눈 감을 때 나타나는 파형)와 각성과 수면의 경계 상태에 있을 때 나타나는 세타파(4-8Hz 졸음, 수면, 편안한 상태일 때 나타나는 파형)가 증가하는데 이는 중추신경계 각성의 감소로 해석된다. 특히 좌측 전두엽의 세타파 활성은 통찰과 창의적 사고 및 유쾌하고 이완된 행복감의 증가로 설명할 수 있다.

　자비명상을 하는 동안 감마파(30-50Hz 높은 뇌 활동)의 출현은 뇌가 높은 수준의 인지 활동과 정서 처리를 담당하는 것을 의미한다. 신경가소성과 새로운 신경회로 구축과도 관련이 있어 명상이 의식과 지각 및 인지 변화를 유도한 것으로 설명할 수 있다. 뇌파는 명상이 타인에 대한 연민, 시급히 도우려는 마음, 도울 방법에 대한 고민 등의 복잡한 인지 활동을 측정한 것이다.

환자들이 마음의 안정과 이완을 위해 수행하는 대부분의 명상은 뇌파의 빠르기를 늦춘다. 명상을 하면서 마음이 편안해지고 심지어 졸리기까지 하다면 뇌파 중 알파파와 세타파의 비율이 높아졌다는 뜻이다. 명상 초보자들이 쉽게 졸음을 느끼는 것은 점차 뇌파의 속도가 느려지며 일단 명상의 첫 번째 목표인 이완을 달성하고 있음을 보여 준다.

이와는 반대로 따뜻한 마음을 베풀고자 하는 자비명상은 편안하고 이완되기보다 생각이 많아지거나 혹은 집중되면서 뇌파의 빠르기가 상상 이상으로 빨라지게 한다. 뇌의 여러 부위가 동시에 활성화되는 것을 의미하며 뇌의 신경회로에도 변화가 일어나고 있음을 알 수 있다. 이는 깨달음, 각성과도 관련이 있기에 명상을 하면서 정신이 점점 더 맑아지는 것을 느낀다면 감마파의 비율이 증가하며 뇌파가 빨라지는 과정임을 알 수 있다.

fMRI를 이용한 연구

뇌파 연구 이후에는 뇌의 기능을 실시간으로 기록하는 장치로 명상할 때 변화하는 뇌의 구조와 기능을 살피는 연구가 진행됐다. 특히 뇌의 구조적인 형태를 영상으로 알 수 있는 MRI에 뇌의 각 부위에 분포한 혈액에 포함된 산소 농도를 실시간으로 측정하는 시스템을 덧붙여 뇌의 기능을 관찰할 수 있는 기능적 MRI 장비가 사용됐다. 이로써 자극을 받았을 때 특정 뇌 부위가 활성화되는 것을 관찰할 수 있는데, 명상을 수행하며 fMRI를 측정하면 변화하는 뇌의 부위를 특정해 낼 수 있게 된다. 시간을 두고 관찰하면 명상 시 뇌의 각 부위 간 연결 정도의 변화를 확인할 수 있어 뇌 기능 변화 양상을 더욱 자세하게 추정할 수 있다.

　　fMRI 연구로 명상할 때의 뇌의 변화 모습이 밝혀졌다.[10] 명상하는 뇌에 대한 여러 연구들을 취합해 체계적으로 분석하고, 그 자료를 바탕으로 명확한 근거를 만드는 작업이 진행되고 있다.

　　마음챙김명상은 전측대상피질의 활성화를 증가시키는데 이는 주의 조절 능력 향상과 밀접한 관련이 있다. 마음챙김명상은 뇌섬엽의 활성화도 증가시키는데 이는 내수용감각[11]의 자각 능력 향상과 관련이 있다. 또 측두-두정연접부의 회백질을 두껍게 변화시키는 것은 신체 상태에 대한 자각 능력을 향상시킬 수 있음을 설명한다. 마음챙김의 정도는 전전두피질 활성화와 정적 상관을 보이고 편도체 활성화와 부적 상관을 보인다. 이를 통해 마음챙김명상이 감정과 관련된 자동적 반응을 완화하고 정서의 건강한 조절 능력을 향상시키는 이유를 설명할 수 있다. 이와 함께 마음챙김명상은 정교화 처리와 관련된 복내측 전전두엽과 감각 정보 처리와 관련된 우측 뇌섬엽의 연결을 억제한다. 이는 마음챙김명상이 감각 경험에 대한 비판단적 정보 처리를 유도해 자기중심적인 관점에서 벗어나 균형된 관점을 채택하게 됨을 의미한다.

명상하면서 뇌의 특정 부위의 변화를 스스로 감지하는 것은 불가능하다. fMRI의 연구 결과를 실제 몸으로 느끼는 것은 가능하지 않다는 뜻이다. 하지만 뇌의 특정 부위를 떠올리며 명상이 가진 효능을 연계해 생각해 본다면 뇌에서 어떤 변화가 일어나는지에 대한 이해가 높아져 수행의 목적 설정에 도움을 받을 수 있다. 특히 명상 초보자라면 특정한 목적으로 명상을 수행할 수 있음을 이해하게 된다.

명상은 마음을 편안하게 하기 위해서만 수행하는 것은 아니다. 주의 조절 능력을 향상하기에 공부하기 전 짧은 시간의 명상은 수업에 집중하는 데 도움이 된다. 신체 감각의 자각 능력을 향상하기에 자신의 고통과 괴로움을 명료하게 관찰하고 이를 객관적으로 볼 수 있도록 도와준다. 그리고 자신의 감정 역시 관찰할 수 있으며 불안에 휩싸이는 감정을 조절할 수도 있다. 특히 객관적으로 감각과 감정을 관찰할 수 있게 되면 메타인지적 접근, 즉 통찰이 가능해진다.

중요한 것은 뇌가 효율적으로 기능하기 위해서는 뇌의 여러 부위가 잘 연계되어야 한다는 점이다. 따라서 뇌의 기능을 위해 감각, 감정, 사고를 변화시키는 다양한 명상법이 수행될 필요가 있음을 알 수 있다.

뇌의 구조적 변화에 대한 연구

명상을 지속적으로 수행하는 것이 단지 뇌 기능 활성화에 그치지 않고 뇌의 구조를 바꿀 수 있다는 연구 결과도 있다. 뇌는 일반적으로 태어난 후 일정한 시간이 지나면 세포가 점차 줄고 뇌의 부피 역시 줄어든다. 뇌의 신경 세포들이 퇴화하는 것이다. 그런데 명상이 뇌의 퇴화를 막고 연령 대비 뇌의 부피와 밀도를 높일 수 있다는 관찰 결과들이 발표된 바 있다. 오랜 기간 수행한 명상 수행자를 대상으로 한 제한적 연구이기는 하지만 뇌의 구조적 변화 가능성은 명상의 효능을 명쾌하게 설명하는 자료로 활용된다. 노화를 방지하고 뇌를 더욱 젊게 만드는 것이 가능함을 보여 주는 것이다.

명상을 하면 자기 성찰 및 메타인지와 관련된 측방 전전두피질, 내수용 감각을 포함한 신체 자각 능력과 관련된 체운동피질 및 뇌섬엽, 학습 및 기억과 관련된 해마, 정서 조절·문제 해결 능력·의사 결정 등의 자기 조절 능력과 관련된 대상피질 및 안와전두피질, 반구-내(두정엽과 전두엽), 반구-간(좌반구와 우반구) 연결성 증가를 설명할 수 있는 위세로다발 및 뇌량 등의 영역의 부피와 밀도를 높이는 것을 관찰할 수 있다.[12]

명상을 통한 뇌의 구조적 변화는 오랜 명상의 수행 결과이기는 하다. 그렇지만 '뇌는 나이가 들면서 점차 퇴행하는 것'이라는 인식이 바뀔 수 있다. 또 꾸준한 명상 수행이 필요함을 절실히 느끼게 한다. 명상을 통해 자기 성찰과 정서 조절, 감각에 대한 자각 능력의 향상은 노화의 과정을 돌려놓는 데 기여할 수 있음을 보여 주기에 명상 수행의 필요성은 더욱 명확해진다.

명상을 통한 뇌의 변화는 기능적인 측면에서 fMRI 연구, 구조적인 측면에서의 MRI 연구 모두 뇌의 특정 부위와 관련 있음을 밝히고 있다. 판단과 사고, 정서와 기억 등에 영향을 미치고 특히 뇌의 부위들을 연결하는 기능을 가지고 있으니 명상을 통해 뇌를 조정할 수 있다는 설명도 가능하다.

자율신경계의 연구

자율신경계는 간뇌 밑에서 출발해 전신에 영향을 미친다. 대뇌의 영향을 거의 받지 않으면서 자신의 의사와 관계없이 자율적으로 조절되는 신경계를 말한다. 자율신경계는 항상성의 법칙에 따라 움직이며 자동으로 심장 박동, 소화관 운동, 소화

액 분비, 혈압 등 인체의 내장 기능을 조절한다. 또 조절을 위한 길항적 관계를 갖추고 있어서 부교감신경계와 교감신경계의 촉진과 억제를 통해 균형을 맞춘다. 이는 외부 자극에 대한 인체의 반응이 원래의 상태로 돌아오기 위한 고유의 기능이다. 자극으로 변화된 상태가 반대 작용을 통해 원래의 모습으로 돌아와 다시 항상성을 유지하도록 돕는 기능인 것이다. 이 기능이 잘 유지되어야 회복탄력성이 좋고 기능에 문제가 생기면 회복이 더디거나 불가능해진다. 그런데 명상은 그동안 자신의 의사나 노력으로는 통제할 수 없다고 알려진 자율신경계조차 의도적으로 변화시킬 수 있다는 결과를 만들어 냈다.

　명상 훈련을 통한 자율신경계 및 호르몬의 변화는 다음과 같다. 명상은 교감신경 말단에서 분비되는 스트레스 호르몬이라고 알려진 코르티솔의 분비를 감소시킨다. 장기적인 코르티솔의 증가는 고혈압, 심장 질환, 비만, 콜레스테롤 증가, 알츠하이머 유발, 면역 저하와 관련이 있기에 평상시 코르티솔이 낮은 상태로 유지하는 것이 질병 예방 차원에서 중요하다. 또 명상은 옥시토신의 분비량을 증가시키는데 이는 부교감신경계의 활성도와 관련이 깊으며 이완되고 편안한 감각을 유도한다. 나아가 공감력과 사회적 유대감을 높이고 스트레스를 완화하는 데 도움을 준다.

　이와 함께 명상은 부교감신경계를 활성화해 근긴장도, 맥박과 혈압, 산소 섭취량을 낮춰 대사 기능을 저하함으로써 편안함과 졸음을 일으키고 이완 반응을 만들어 낸다. 그렇지만 마음이 이완되면서도 의식은 각성되는 성성적적(惺惺寂寂)의 상태가 된다. 명상을 통한 자율신경계의 조절도 관찰할 수 있다. 호흡을 천천히 하는 것만으로도 마음이 안정되는 것을 쉽게 경험할 수 있기 때문이다. 단지 마음만 안정되는 것이 아니라 지표를 통해 변화를 확인할 수 있다. 심장 리듬도 조절돼 혈압을 안정시키고 장기간 지속하면 콜레스테롤과 비만의 완화 등 신체의 변화가 일어난다. 또 대인 관계에서의 안정성까지 도모할 수 있게 된다.

무엇보다도 자율신경계의 조절은 몸과 마음의 균형과 조절이라는 측면에서 건강과 직접 관련이 있다. 일상에서 스트레스를 받으면 즉각적으로 일어나는 자율신경계의 변화는 명상을 통해 빠른 시간 내에 원래 상태로 돌려놓을 수 있다. 나아가 꾸준한 명상으로 균형과 조화를 이룬 최적의 몸과 마음의 상태를 만들어 낼 수 있다.

뇌 해부생리학을 이해하고
수행하는 명상법

뇌과학 측면에서 명상을 이해하면 명상을 할 때 뇌가 어떻게 작동하는지 알게 된다. 또 명상하면서 자신의 뇌를 직접 조정하는 것이 가능해진다. 그렇지만 스스로 뇌의 활동을 세세하게 관찰할 수는 없기에 뇌에 대한 전반적인 이해를 기초로 이에 부합한 명상법을 실행해 볼 수 있다. 뇌에 대한 거시적 이해, 뇌에 대한 기능적 이해를 하면서 뇌과학의 명상을 해 보는 것이다.

인간의 뇌를 해부생리학적으로 보면 해부학적 부위와 위치, 작용, 네트워크 등을 이해할 수 있다. 뇌과학은 기본적으로 해부생리학의 관점[13]에서 연구가 이뤄진다. 이해를 돕기 위해 뇌를 거시적으로 분류하는 방법을 적용해 보자. 파충류의 뇌, 포유류의 뇌, 인간의 뇌와 같이 발생학적 관점을 가지고 출발한 이론이다. 파충류의 뇌는 호흡·맥박·체온과 같은 인간의 생존에 직접 관여하는 뇌로 동물의 가장 원초적 작용을 한다. 포유류의 뇌는 신체의 항상성을 유지하는 것을 기본으로 하며 감정과 정서를 다루는 뇌로 대뇌변연계를 의미한다. 인간의 뇌는 인간만이 가지고 있는 뇌의 기능을 담당하며 대뇌신피질을 의미한다. 생각과 언어, 창조적 사고와 판단 등의 역할을 한다. 이렇게 뇌를 거시적·직관적으로 이해하며 각각에 부합하는 명상을 연계해 수행해 볼 수 있다.

대뇌피질

대뇌피질은 뇌를 전반적으로 조절할 수 있는 뇌다. 이른바 컨트롤 타워 역할이다. 인간이 자신의 감정, 생각, 행동을 주도하기 위해서는 욕구와 충동뿐만 아니라 통제하고 억제하는 능력이 필요하다. 감정과 충동을 조절하고 적절한 수준으로 억제하는 능력이 바로 대뇌피질의 영역이다. 명상을 수행할 때 대뇌피질은 통제, 조절, 집중에 관여한다. 의도를 가지고 자신의 몸과 마음을 조정하기도 하고 특정한 행위를 하게 한다. 또 뇌로 상상해 이미지 트레이닝으로 이어지게 된다.

알아차림
정좌명상
(사고)

대뇌의 기능인 조절과 집중을 통해 마음챙김을 수행하게 된다. 외부의 자극을 한 발 떨어져서 관찰하는 것을 스스로 확인한다. 또 지금 이 순간 드러나고 있는 자신의 사고를 관찰해 명상의 목적인 깨달음을 달성하도록 한다. 관찰과 알아차림이 계속해서 이어지면서 명료해진다.

화두선

인간만의 특성인 자아 정체성에 대한 문제를 다룬다. "나는 누구인가?"라는 접근을 통해 깨달음으로 이어지도록 한다. 인간이 동물과 다른 특징인 논리와 윤리의 철학적 접근을 해 보는 것이다.

대뇌변연계

대뇌변연계는 정서, 기억과 관련이 있는 뇌로 대뇌피질과 연결되어 조절된다. 또 중추신경계에서 자율신경계로 이어져 인체의 몸과 연결된다. 인간의 마음은 정서와 기억을 원료로 움직인다. 욕구와 충동이 작동하며 이를 통해 행위가 시작된다. 명상을 수행할 때 대뇌변연계는 정서적, 특히 본능적인 영역과 연관된다. 정서는 외부 자극에 즉각적으로 반응하기에 마음을 관찰하는 데 좋은 소재가 된다. 기억은 과거에서 현재로 지속적으로 넘어온다. 명상은 현재에 머물도록 함으로써 이러한 작용을 완화하는 데 활용된다. 따뜻한 마음, 즉 인간의 본성을 일깨우는 자애명상은 인간의 감정과 관련이 있다.

알아차림 정좌명상 (감정)

자신의 감정을 알아차림하는 것은 자신의 욕구와 충동을 관찰하는 데 도움이 된다. 정서의 변화를 객관적으로 관찰해 몸과 마음을 조절할 수 있다. 여기에 과거 기억에 대한 탐색이 더해지면 자신의 정체성을 다룰 수도 있게 된다.

자애명상

자신의 마음속에 있는 인간의 본성 가운데 하나인 따뜻한 마음과 자애심을 일깨우고 이를 명상을 통해 활용할 수 있도록 한다. 자신의 따뜻한 마음을 확인한다.

뇌간

뇌간은 생명 유지를 위해 필수적인 역할을 담당한다. 호흡, 체온, 맥박, 먹기, 수면 등에 모두 관여한다. 뇌간은 흔히 본능적인 뇌로 설명된다. 위협에 맞닥뜨릴 때의 얼어붙음 반응(Freezing Response), 공격적인 행위, 정형화된 의식 등에 관여한다. 인간의 생존을 담당하는 뇌이기에 그 기능이 원활하게 작동해야 한다. 명상을 통해 충동적이고 공격적인 마음을 조절할 수 있다. 무엇보다 생명 유지를 위한 최적의 상태를 만드는 것이다. 호흡, 체온, 맥박을 조절하면 대사 기능을 최소로 하면서 이완 효과를 얻을 수 있다. 먹기와 수면을 조절하는 것은 이러한 최적의 상태를 만드는 중요한 방법이다.

수식관
호흡법

호흡을 규칙적으로 하는 것은 자신의 고유 리듬을 찾고 대사 기능을 최소로 하는 데 도움을 준다. 호흡은 자연의 생존 법칙임을 확인한다.

먹기명상

인간의 본능과 욕구를 알아차림한다. 이는 음식을 맛있게 먹고 조절하는 데 도움이 된다. 먹는 행위로 나타나는 몸과 마음의 변화를 이해한다. 인간의 본능이 반응으로 이어지는 것을 확인한다.

명상을 하면 뇌가 바뀐다

명상을 하면 뇌가 확실히 바뀐다.『명상하는 뇌』[14]는 뇌를 재구성하는 과학적 마음 훈련을 소개한다. 감성 지능을 설명한 대니얼 골먼, 명상을 과학적으로 연구한 리처드 데이비드슨이 지은 이 책은 명상으로 변화하는 뇌를 설명하면서 명상이 변화시키는 마음·뇌·신체를 다루고 있다. 명상하면 뇌가 바뀐다. 그 결과 우리의 마음이 변한다.

명상은 평온한 마음을 만들어 스트레스 반응을 줄인다. 평온한 마음은 고통과 통증을 견딜 수 있게 돕는다. 감정을 조절하는 전전두피질과 스트레스에 반응하는 편도체 사이의 기능적 연결성을 강화해 반응성을 저하, 주의 조절 능력을 향상시킨다. 그 결과 스트레스에서 빨리 회복할 수 있게 된다. 또 명상은 따뜻한 마음을 만든다. 타인의 고통을 인식하는 회로는 물론 선함과 사랑을 위한 회로가 활성화되면서 타인의 고통을 보면 도움을 위한 행동을 준비하게 된다. 연민심을 향한 뇌의 경향성과 행동 경향성을 강화한다. 이를테면 애초부터 선한 행동을 할 생물학적 준비가 되어 있는 동물인 인간에게 그 '스위치'를 눌러 주는 것이다.

명상은 집중할 수 있는 마음을 만들어 준다. 명상으로 주의를 유지하는 능력인 각성 능력이 높은 수준에 머물 수 있다. 이를 통해 주의력과 작업 기억이 강화돼 실제 업무 성과와 성적을 올릴 수도 있다. 이와 함께 명상으로 집착과 강박에서 벗어날 수 있다. 자아에서 벗어나는 마음을 만들면 마음속에서 일어나는 자기중심적 생각과 감정에 덜 집착하고 주의를 점점 덜 빼앗긴다. 이른바 '명상하는 뇌'는 명상을 통해 뇌를 바꾸는 것이다. 궁극적인 목표는 마음을 변화시킴으로써 자신의 몸과 마음을 건강하게 만들고 나아가 인류 공동체와 이 넓은 세상까지 나아지게 하는 것이다.

뇌과학을 이해하면서 명상하기

뇌과학을 통해 명상을 이해했다면 뇌과학을 활용해 명상을 수행해 본다. 명상의 목적을 명확히 하고 이에 부합한 명상을 수행하는 것이다.

이완을 위한 명상
-뇌파를 느리게 만드는 명상

뇌파가 느려지는 것을 생각하며 명상한다. 뇌파는 관찰되지 않기에 호흡을 조금 느리고 깊게 하면서 눈을 감고 명상함으로써 뇌파를 느리게 만들 수 있다. 그 상태에서 이완되는 것을 확인한다.

이는 암 재발에 대한 두려움을 가진 환자 A-1이 우선적으로 실행해야 하는 명상이다. 불안은 심장을 두근거리게 하고 뇌파를 빠르게 한다. 명상으로 호흡을 느리고 깊게 하면서 마음을 안정시키고 이완해 증폭되는 불안을 내려놓을 수 있다. 뇌파 역시 느려지면 이완의 목적을 달성할 수 있다.

집중을 위한 명상
-전두엽을 활성화하는 명상

의도를 가지고 명상을 할 때 전두엽이 중요한 역할을 담당한다. 뇌의 앞부분에 의도적으로 집중하는데 한의학에서는 이마의 중앙 상단전에 집중하는 것이다. 의식으로는 시선을 전방에 두면서 집중이 되는 것을 확인한다.

이는 무기력에 빠져 있는 우울증 환자 B-1이 우선적으로 실행해야 하는 명상이다. 무기력과 함께 관심을 둘 대상이 사라지면서 삶의 의욕이 떨어져 있는 경우, 생각을 집중할 대상을 찾아 머무르는 노력이 필요하다. 대상에 온전하게 머무는 것이 일상에서 생기를 찾도록 도와준다.

자애로운 마음을 위한 명상
—감정·기억·공감을 다루는 명상

자애로움을 확인하는 것은 따뜻한 마음을 확인하는 것으로 마음[心]에 대한 관찰이다. 주로 심장 혹은 가슴 중앙의 중단전 부위를 관찰하면서 진행된다. 의식적으로 심장의 두근거림이나 마음이 벅차오름 등을 알아차림하도록 한다.

만성 통증에서 벗어나지 못하고 있는 환자 C가 우선적으로 실행해야 하는 명상이다. 환자는 만성 통증뿐만 아니라 통증을 일으키는 원인에 집착하고 그 책임을 자신에게 돌리며 자책한다. 그런 자신에게 자애로움을 가져야 한다. 자애명상을 통해 자신을 따뜻하게 바라보고 돌봄을 실천한다.

건강한 뇌를 만들기 위한 명상
—꾸준한 명상 수행

명상을 꾸준하게 수행했을 때 나타나는 변화를 확인한다. 지속적인 명상이 자신을 어떻게 변화시키는가를 확인하는 작업이다. 이는 명상을 수행하는 목적과 의미, 개개인의 태도나 정도에 따라 다르게 나타나지만 스스로 어떤 변화가 있는지를 확인하는 작업이 중요하다.

환자 A, B, C 모두에게 명상을 일상적으로 할 것을 제안한다. 비록 짧은 시간 단순한 방법이라 해도 자신의 일상에 명상을 녹여 본다. 밥 먹을 때, 걸을 때, 잠을 청할 때, 업무에 집중할 때 잠시 시간을 내 명상한다. 때로는 깊은 명상을 수행해 본다. 뇌 조차 변화할 수 있다.

2 장

심리학을

이해하며

명상하기

"명상은 어디서 배울 수 있을까?" 이런 질문에 '사찰에서 스님에게 배워야지.'라는 답을 떠올릴 수 있다. 사찰에 가서 두 번째 질문을 던져 본다. "얼마나 배우면 되겠습니까?" 짧으면 1년, 길면 5년, 어쩌면 평생이라는 답을 받기 쉽다. 게다가 명상을 배우는 목적을 이야기하다 보면 자신이 기대하는 것과 명상을 지도하는 스님의 관점이 판이한 경우가 많다. 그러다 보니 섣불리 '명상은 사찰에서 스님에게 배워야지.'라고 결정하기 어렵다.

사찰이 아니라 명상센터는 어떨까? 아니면 병원을 떠올릴 수도 있다. MBSR을 기준으로 한다면 명상센터나 병원에서는 하루 3시간, 8주간 총 24시간 교육을 받으면 된다고 할 것이다. 명상의 목적 역시 명상센터에서는 불안을 없애기 위해서, 병원에서는 고통을 줄이기 위해서라고 설명한다. 명상을 배우려는 사람과 교육자인 상담사 혹은 의사의 목표가 같은 것이다. 그러다 보니 많은 사람이 명상센터나 병원에서 명상을 배우게 된다.

명상의 대중화에는 과학적 연구가 큰 역할을 했다. 특히 뇌과학적 연구 결과들은 명상의 효과를 다양한 방식으로 증명해 각광받았다. 하지만 뇌과학은 명상을 수행한 결과 혹은 명상을 진행하는 과정에서 나타나는 뇌의 변화를 연구하고 있다는 점에서 명상의 내용과 과정을 세세하게 설명하기는 어렵다. 단지 결과만을 설명하기 때문이다. 명상의 내용과 과정에 따라 변화하는 인간의 감정, 생각, 행동 등에 대한 연구와 설명은 심리학에서 가능하다.

명상을 통해 고통과 괴로움에서 벗어나는 사례를 현장에서 많이 볼 수 있다. 그렇지만 그런 현상이 어떤 과정을 거쳐 일어나는지 설명하려면 합리적이고 논리적인 추론이 있어야 하고, 또 검증이 따라야 한다. 심리학은 이런 추론과 검증의 절차에 따라 명상을 연구하고 이를 기반으로 임상 현장에 적용하고 있다.

심리학에서의 명상 연구는 집중명상에서 시작해 위파사나명상으로 이어졌고 점차 자애명상으로까지 확장되고 있다. 임상 현장에서는 심리 전문가들의 인지 행동 치료 프로그램과 명상 기법이 융합해 MBCT(마음챙김에 기반한 인지 치료)나 ACT(수용 전념 치료)로 발전했고, DBT(Dialectical Behavior Therapy, 변증법적 행동 치료)에도 명상 요소들이 적용되고 있다. 이러한 일련의 노력은 명상이 더 이상 종교적인 영역에 머무르지 않고 인간의 삶에 적용, 확장되고 있음을 의미한다. 이런 흐름 속에서 오늘날 우리는 사찰보다 심리상담센터에서 명상을 자주 마주할 수 있게 된 것이다.

심리학을 통한 명상의 과학화

명상이 의학과 과학에서 받아들여지기까지 많은 시간이 필요했다. 의학적 효능뿐 아니라 과학에서 받아들일 수 있는 기전 혹은 최소한의 맥락이 필요했기 때문이다. 의학 분야에서 명상이 가장 먼저 활용된 예는 허버트 벤슨 박사의 이완 반응(Relaxation Response)이다. RR은 호흡에 집중하거나 특정 단어에 집중하는 만트라 명상의 한 훈련법이지만 '명상'이 아닌 '이완 반응'이라는 과학적 용어로 연구되어 왔다.

의학 분야에서 명상이 본격적으로 활용된 예는 MBSR이다. 역시 '명상'이라는 단어보다는 '마음챙김(Mindfulness)'이라는 용어를 사용했다. '마음챙김'은 1520년대에는 '주의, 주의력; 의도, 목적'의 의미로 사용되었고, 이후 '현재 순간의 경험에 주의를 집중하는 심리적 과정'으로 발전했다. 1990년 이후로는 불교 용어인 '사티(Sati)'의 번역어로 본격적으로 사용되고 있다.[15]

이완 반응이나 마음챙김은 명상이라는 용어보다 일반적·객관적·과학적 용어로 활용되면서 대중에 더욱 가까이 가게 되었다. 이러한 발전 과정에서 우선 용어의 정의가 필요했고 다음으로 용어에 부합한 평가 도구가 필요하게 되었다. 특히 이전보다 명상이 잘되었다, 명상에 숙달했다는 것을 알기 어렵다면 학습 효과 확인이 제한적일 수밖에 없기에 흔히 말하는 명상을 '잘' 한다는 개념을 어떻게 평가할지에 대한 정의가 필요했던 것이다. 용어 확립과 평가 도구 개발은 심리학이 과학으로 발전하는 단계에서 거쳤던 과정이기도 하다. 명상 역시 이 같은 과정을 밟고 있다. 개념의 설정, 조작적 정의를 통한 명료화, 정의에 부합한 측정이나 평가 도구의 개발, 도구를 활용한 연구, 누적된 연구를 통한 개념의 재정립 과정이 진행되고 있다.

마음챙김에 대한 이해

명상법은 크게 3가지 분류[16]로 나눠 볼 수 있다. 먼저 허버트 벤슨 박사의 이완 반응 기법은 집중명상으로 분류된다. 특정 대상에 선택적으로 주의를 집중하는 사마타의 방법이다. 카밧진의 MBSR은 대부분 통찰명상으로 분류된다. 수용하는 태도로 대상을 또렷이 관찰하는 위파사나의 방법이다. 자비명상은 앞의 두 가지 전통적인 명상과는 달리 이타심, 사랑, 연민을 향상하는 목적을 가지고 실행된다. 이 세 가지 명상법은 방법, 목표, 기전, 효능에서 차이가 있지만 그 출발점에는 '마음챙김'이라는 공통점이 있다. 이것이 모든 명상의 출발점이고, 심리학은 이 출발점에 대한 해석을 제시하고 있다.

집중명상, 통찰명상, 자비명상 등 다양한 명상법에서 핵심 단어를 도출할 때 나오는 것이 '사티'인데, 이 역시 마음챙김으로 번역되기도 한다. 사티는 산스크리트어 smṛti, 팔리어 sati로 ① 집중, 주시 ② 어떠한 것을 잊지 않고 마음속으로 재현함, 마음을 고요히 가라앉히고 어떠한 것을 떠올림 ③ 생각으로 풀이된다.[17] 모두 심리학에서 많이 쓰이는 용어들이다.

'마음챙김'은 의도를 가지고 현재 순간의 내적 경험에 비판단적 태도로 주의를 기울이는 것[18]으로 정의되면서 MBSR이라는 프로그램으로 만들어졌다. 그리고 시간이 지나면서 주의의 자기 조절로 현재 순간의 내적 경험에 주의를 기울이고, 경험에 대한 태도로 호기심·개방성·수용적 태도로 경험을 바라보는 것[19]으로 정의되면서 본격적인 연구가 시작됐다.

이렇게 '마음챙김'이라는 용어가 정의된 이후에는 측정 도구가 개발됐다. 이른바 누가 명상을 제대로 하고 있는지를 알 수 있고, 명상 전과 후에 명상 역량이 높아졌는지를 가늠할 수 있는 도구들이다.

MAAS(Mindful Attention Awareness Scale, 마음챙김 주위 자각 척도)[20]는 현재 일어나는 것에 대해 주의를 기울이고 알아차리는 것에 초점을 두고 있다. CAMS-R(The Cognitive and Affective Mindfulness Scale-Revised, 인지적 및 정서적 마음챙김 척도)[21]은 주의 및 알아차림 요소와 경험에 대한 태도 요소를 모두 포함하여 측정한다. FFMQ(Five Facet Mindfulness Questionnaire, 5요인 마음챙김 척도)[22]는 기존에 개발된 마음챙김 척도들의 문항을 통합해 재구성한 척도로 비자동성, 관찰, 자각 행위, 기술, 비판단으로 구성되어 있다.

명상에 관한 과학적 연구는 이처럼 명상을 측정할 수 있는 도구가 만들어짐으로써 가능하게 되었는데, 이러한 도구 개발 방법은 심리학에서의 척도 개발 방법론을 차용한 것이다.

명상의 심리적 기전[23]

심리학은 인간의 정신을 과학적으로 이해하기 위해 노력하는 학문이며 명상 연구에도 이러한 노력이 반영됐다. 명료한 개념 설명으로 대중이 명상을 쉽게 받아들일 수 있게 된 것이다. 명상의 과학화·대중화에 심리적 기전이 중요한 역할을 했음을 알 수 있다.

마음챙김은 비판단적 태도로 바라보는 과정에서 발생하는 연쇄적인 사고의 전환을 통해 심리적 치유 효과를 발휘한다. 마음챙김명상에서는 의도적으로 개방적이고 판단하지 않는 태도를 가지면서 주의를 두는 훈련을 한다. 그 과정에서 맞닥뜨린 현상에 대한 경험의 내용을 자기 자신의 고정 관념 및 습관적 사고와 구분할 수 있게 되어, 그 순간순간의 경험을 더 명료하고 객관적으로 제3자의 입장에서 바라볼 수 있게 된다. 이를 심리적 현상으로 '재인식하기(Reperceiving)'라고 하며, 여기에는 '관점의 근본적 전환'이 포함된다. 현상에서 한 발짝 물러나 경험을 마음속에 나타나는 하나의 일시적인 대상으로 바라보는 탈중심화 능력이나, 상위 인지적 자각(메타인지)과 비슷하게 볼 수 있다.

이러한 재인식하기의 과정을 거치면 현상에 과도하게 몰입해 통제를 잃어버렸던 상황에서 벗어날 수 있게 돼 자기 조절 능력을 회복할 수 있다. 또 시선을 한 차원 높은 곳에서 던짐으로써 '어떤 가치를 목표로 하고 있는가.'를 질문하고 답하는 과정을 거칠 수 있다. 자신이 목표하는 가치가 다시금 확인되고 자기 조절 능력이 회복된 상태라면 인지적·정서적·행동적 유연성이 극대화되고 어떤 현상을 맞닥뜨리더라도 감내할 힘이 생긴다. 이를 통해 우리의 고통은 완화될 수 있다. 힘듦, 불안, 불편함이 반복되던 수렁에서 잠시 빠져나와 우리가 얼마나 좁은 수렁에서 멀리 보지 못하고 힘들어 하고 있었는지를 내려다보게 되는 것이다. 헛바퀴를 굴리던 수렁에서 빠져나갈 길을 모색하는 궁리도, 그 순간을 초조해하거나 불안해하지 않고 천천히 파악하고 알아차리는 능력도 새로운 시야로 조망할 수 있게 된다. 이러한 과정을 거쳐 심리적 증상이 완화된다.

마음챙김을 이해하고 수행하는 명상법

마음챙김 개념의 공통 요소는 의도적 주의 조절, 현재 자각, 비판적 수용으로 요약된다. 이 개념을 이해하면서 명상을 수행해 볼 수 있다.

의도적 주의 조절은 주로 내적 경험에 의도적으로 주의를 기울이고, 유지하고, 전환하는 것으로 명상 수련의 궁극적인 목적, 가치, 지향성을 위한 주의 조절을 말한다. 자각은 현재 순간에 일어나는 몸과 마음의 경험에 대한 즉각적이고 명료한 알아차림을 말한다. 비판단적 수용은 자신의 내적 경험에 대해 사유 작용을 통한 평가나 판단을 멈추고, 발생한 경험을 있는 그대로 받아들이고 허용하는 태도이며 '탈중심적 주의'로 마음의 현상에 휩싸이지 않고 관찰자의 위치에서 바라보는 것을 말한다. 알아차림 정좌명상을 수행하면서 마음챙김명상의 공통 요소를 모두 이해해 본다.

알아차림 정좌명상(호흡에 대한 신체 감각)

의도적 주의 조절	호흡을 규칙적으로 부드럽게, 조금 깊고 길게 함으로써 이완 효과를 얻고자 하는데, 호흡에 집중하기 위해 호흡을 하면서 느껴지는 신체 감각을 지속적으로 관찰한다. 이와 같이 신체 감각에 머무르면서 몸과 마음은 이완이 되는 것을 확인한다.
현재 자각	호흡을 하면서 코에서 느껴지는 감각, 아랫배가 오름과 내림, 이어지는 호흡의 전 과정을 관찰한다. 몸에서 느껴지는 감각을 계속해서 관찰하면서 감각에 머물러 보는 것이다. 그리고 이때 나타나는 몸과 마음의 안정을 확인한다.
비판단적 수용	호흡을 지속하면서 느껴지는 이완감을 받아들인다. 때로 다른 생각이나 감정이 들면 다시 의도를 가지고 호흡을 관찰하는 자신으로 돌아오는데, 이러한 자신을 관찰한다. 관찰을 계속하면서 무엇이든 받아들일 수 있는 수용의 힘을 확인한다.

명상적 주의(마음챙김 주의)는 현존, 메타주의, 비판단적 태도로 정리된다. 이 개념을 이해하면서 명상을 수행해 볼 수 있다.

현존이란 명상의 순간에 의도적으로 현재에만 존재하는 것을 의미한다. 일반적으로 발생하는 자동적인 주의는 대개 현재를 떠나 있어서 과거(반추, 후회, 번민), 미래(불안, 걱정, 파국화)로 향하고 인간은 그로 인해 번뇌에 휩싸이게 된다. 과거나 미래에서 벗어나 지금 이 순간에만 존재할 수 있게 되면 자연스럽게 평안을 되찾게 된다.

메타주의란 명상의 순간에 주의에 대한 주의를 두어 의식 경험(감각, 감정, 생각) 자체를 관찰의 대상으로 삼는 것을 말한다. 자동적으로 욕구 충족과 위험 회피와 관련된 대상을 향하는 것을 넘어서 스스로가 어떤 곳에 마음을 두고 있는지를 관찰하는 것이다.

비판단적 태도는 명상의 순간에 어떤 경험과 감각에 대한 판단을 유보하고 알아차림하는 것을 말한다. 우리는 지금까지의 습관에 따라 새로운 자극과 경험에 대해 즉각적 판단과 평가를 기존 지식 체계에 의존해 내리게 되고, 자동적인 행위가 유발되어 고정 관념과 습관을 강화하고 있다. 비판단적 태도를 견지하면 이러한 습관적인 사고와 행위의 굴레에서 잠시 벗어나 새로운 시선으로 현상을 대할 수 있게 된다. 명상적 주의를 이해하면서 걷기명상을 수행해 보면 단순 걷기가 아닌 명상적 요소가 가미된 걷기를 체험할 수 있다.

걷기명상

현존	자신의 몸과 마음을 최적의 상태로 만들기 위한 걷기를 하기로 마음을 먹고, 걷는 행위에 충실한다. 걷는 행위에 충실하기 위해 발바닥 감각을 관찰하는 것으로 시작해 몸과 마음이 편안해지면 시각, 청각, 후각, 촉각 등 다른 감각도 관찰하면서 오로지 걷는 행위에 머무른다.
메타주의	걷고 있는 자신을 관찰한다. 걸으면서 현재 걷는 행위 이외에 다른 생각이나 감정이 생기면 그런 생각과 감정이 생기는 것을 알아차림하고, 다시금 온전히 걷는 자신의 모습을 여러 감각을 통해 관찰한다. 알아차림과 관찰을 계속해서 이어간다.
비판단적 태도	걷는 행위를 지속하면서 걷는 행위로부터 생기는 감정이나 생각을 알아차림한다. 감정과 생각을 그대로 받아들이면서 계속해서 걸으면 감정과 생각이 용해되는 것을 확인할 수 있다.

비판단(수용)의 방법은 내적 반응을 받아들이는 것이다. 이 개념을 이해하면서 명상을 수행해 볼 수 있다. 내적 반응을 하나의 현상으로 보는 탈동일시, 거리두기, 탈중심화, 탈융합, 관찰자기와 경험자기, 맥락으로서의 자기, 메타인지를 적용하는 것이다. 내적 반응과 새로운 관계 맺기는 고통과 괴로움의 불가피성 인정, 따뜻하게 받아들이기, 회피하지 않고 정확하게 관찰

하기이다. 비판단과 수용을 이해하면서 알아차림 정좌명상 가운데 사고 알아차림과 화두선을 수행해 보면 자신의 마음속에서 일어나는 변화를 확인할 수 있다.

알아차림 정좌명상(사고 / 화두선)

내적 반응을 하나의 현상으로 보기	떠오르는 생각을 알아차림하는 작업이나 의도적으로 화두를 가지고 생각을 이어 가는 작업을 통해 '생각'에 빠지지 않고, 그 '생각'을 한 발짝 떨어진 제3자의 입장에서 관찰한다. 관찰을 이어 감으로써 대상과 거리를 둘 수 있음을 확인한다.
내적 반응과 새로운 관계 맺기	'생각'을 한 발짝 떨어진 제3자의 입장에서 관찰함으로써 그 생각이 주는 의미를 받아들이고 이해한다. 떠오르는 생각을 판단하지 않고 받아들일 수 있는 힘을 키우게 됨을 확인한다.

명상과 심리학이 함께 만든 프로그램

명상이 사찰에서 심리상담센터로 영역을 넓히게 된 것은 현장에서 심리학과 만나면서부터다. 인지 행동 치료자들은 명상을 통해 우울증을 회복하는 사례를 만난 후 적극적으로 프로그램을 학습하고 적용했다. 원래 활용하고 있던 고유의 인지 행동 치료 프로그램에 명상적 요소인 마음챙김을 융합하면서 정신 장애를 치료하는 명상 기반 프로그램을 개발하게 된 것이다.

MBCT(마음챙김에 기반한 인지 치료)[24]는 마음챙김을 이용한 인지 치료의 과정이다. 인지 치료는 문제 상황에서 발생한 역기능적 정서와 행동이 핵심 신념에 뿌리를 둔 자동적 사고로부터 비롯됐다는 전제하에, 그 사고와 신념을 교정하기 위해 진행된다. 논리적으로 자신의 사고를 반박하기는 쉽지 않은 일이다. 그러나 마음챙김이 가미된다면 논박하는 것이 아니라 그저 다르게 느껴 볼 기회를 얻게 된다. 과연 자신이 생각하는 것이 옳은가에 대한 답을 논리에서 찾는 것이 아니라 실제 명상적 경험에서 찾아가는 것이다.

우울증을 앓고 있는 환자 B는 반복되는 무기력과 이런 무기력의 원인이 자신에게 있다는 자책에서 벗어나기 위해 지금 현재의 상태를 올바르게 느끼는 작업이 필요하다. 현재를 마음챙김하면서 과거에 대한 원망과 미래에 대한 불안으로부터 벗어날 수 있다. MBCT는 우울증의 재발을 막는 데 특별히 효능을 가진 방법이다.

DBT(변증법적 행동 치료)[25]는 자살 충동이 높은 환자들을 위해 개발된 마음챙김에 기반한 3세대 인지 행동 치료 기법 중 하나다. 경계선 인격 장애 환자들을 대상으로 가장 활발하게 적용되고 있는 정신 치료이며, 선(禪) 철학이 핵심이 된다. 강렬한 정서를 완화하기 위해 우선 정서를 '수용'하고 이후에 '변화'시키는 것을 말한다. 정서를 알아차림하고 받아들이는 과정에 마음챙김의 기법이 사용되고 마음챙김 기술들이 가장 핵심적인 내용을 구성한다. 마음챙김 능력이 잘 함양되어 있을 때 고통 감내, 정서 조절, 대인 관계 효율성을 높일 수 있다.

암을 앓고 있는 환자 A에게는 자신의 정서를 관찰하고 이해하는 것이 필요하다. 암을 극복하는 과정에서 매사 과잉 통제의 경향을 띠게 됨을 알아차림할 필요가 있다. 완벽과 강박은 병을 극복하는 데 도움이 되기도 하지만 지나치면 주도적인 삶을 잃게 된다. 마음챙김을 통해 자신의 정서와 행동을 객관적으로 관찰할 수 있도록 함으로써 자신의 행동에 변화를 주어야 한다.

ACT(수용 전념 치료)[26]는 맞닥뜨린 상황에서 어떤 부분을 어쩔 수 없는 것으로 인정하고 받아들일 것인지, 또 어떤 부분에 전념해 살아갈 것인지를 묻는다. 이 과정에서 마음챙김에 기반한 인지적 탈융합 과정을 유발하며 스스로를 조금 더 메타인지적 시각에서 바라볼 수 있도록 한다. 때로는 이를 돕기 위해 은유적인 방식을 시행하기도 하는데, 그 은유를 이해하는 과정에서 마음챙김이 이루어질 때 내담자는 불필요한 것에 대한 과도한 집착을 내려놓고, 가장 시급하고 전념해야 할 문제가 무엇인지를 깨닫게 된다.

만성 통증을 앓고 있는 환자 C는 늘 통증에 대한 불안감에 휩싸여 있다. 통증으로 자신의 일상이 완전히 망가졌다는 생각에 아무것도 할 수 없다고 하는데, 통증에 대한 관찰을 통해 통증을 받아들일 수 있는 태도가 필요하다. '아무것도 할 수 없는 자신'이 아니라 '어떤 것을 할 수 있는 자신'으로 설정하고 이를 실행하기 위해 노력한다. 이 과정에서 심리적 유연성이 필요하다.

심리학을 이해하면서 명상하기

심리학을 통해 명상을 이해한다면 심리학을 활용해 명상을 수행해 본다. 명상의 목적을 심리학적으로 명확하게 하고, 이에 부합한 명상을 수행하는 것이다.

집중을 위한 명상
-정신 집중으로 신체 이완

대상을 선정해 그 대상에 집중한다. 촛불을 바라보거나, 향의 냄새를 맡거나, 음악을 듣거나, 만트라를 읊는 행위를 지속한다. 이렇게 대상에 집중해 특정 행위를 하고 있으면 정신적으로는 한 가지 생각에 머무를 수 있게 되고, 신체의 대사 기능은 전반적으로 줄어들며, 신체는 이완된다.

무기력과 우울에 빠진 환자 B가 우선적으로 실행할 수 있는 명상이다. 작정하고 무엇인가에 집중하고 오감을 모두 활용해 관찰하면서 그곳에 머물러 있는 것이다. 먹기명상을 하며 오감으로 맛을 관찰하고, 맛을 통해 행복감과 에너지를 확인한다. 먹는 것에 대한 기쁨으로 우울증 극복을 시작해 본다.

마음챙김
-지속적인 알아차림 유지

감각이나 감정, 사고에 대해 지속적인 알아차림을 유지한다. 의도적으로 감각이나 감정, 사고의 변화를 계속 따라가면서 그 상태를 지속하도록 한다. 의도와 다른 감각이나 감정, 사고가 일어나면 이 역시 알아차리고 다시 원래 의도했던 감각, 감정, 사고로 돌아가는 것을 반복한다.

만성 통증을 앓고 있는 환자 C는 통증에 대한 마음챙김이 필요하다. 통증은 지속적으로 변한다. 그렇지만 만성 통증 환자는 통증을 항상 있는, 죽을 만큼의 괴로움으로 인식한다. 명상으로 마음챙김을 하다 보면 통증이 변화하고 때로는 사라지는 것을 관찰할 수 있으며, 특히 호흡과 이완을 통해 통증의 자기 조절이 가능함도 경험하게 된다.

메타인지
-제3자의 입장에서 통합적 관찰

변화하는 감각, 감정, 사고를 관찰함에 있어 상위 인지를 활용한다. 마치 제3자의 입장 혹은 높은 곳에서 보는 조감도와 같은 시점에서 관찰하고 이를 통합적으로 바라봄으로써 관점의 전환을 도모한다. 자연스럽게 나타나는 생각으로 자기 조절, 명료화, 유연성을 이해한다.

암을 앓고 있는 환자 A가 고통을 통찰하기 위해 메타인지로 자신이 겪는 고통, 증상, 감정, 사고를 알아차림한다. 난치 혹은 불치의 병이라는 불안에서 벗어나기 위해 자신의 상태를 제3자의 입장에서 관찰하고 자신이 지금 이 순간 해야 할 일이 무엇인지를 찾아보도록 한다. 메타인지는 깨달음의 과정이 된다.

마음챙김명상의 일곱 가지 태도
-명상에 대해 자기 점검

명상을 잘하고 있는지에 대한 자기 점검이라 할 수 있다. 명상을 일상에 얼만큼 녹여 내고 있는지를 확인하는 작업이기도 하다. 명상에 대한 초심과 믿음으로 수용과 비판단의 태도를 유지하면서 인내심을 갖고 꾸준히 수행하되, 일상의 삶 속에서 너무 애쓰지 말고 편안하게 지속한다.

판단하지 말라 (Non-judgment)	생각에 자동적으로 좇아가 행동하지 말고 그저 바라본다.
인내심을 가져라 (Patience)	마음속으로 성급하게 판단을 내리고, 긴장하고, 흥분하고, 두려워하는 마음이 일어나고 있지 않는가를 조용히 지켜보는 인내가 필요하다.
초심을 견지하라 (Beginner's mind)	명상을 처음 시작했을 때의 마음을 유지한다.
믿음을 가져라 (Trust)	타인이 경험한 느낌이나 판단에 따르기보다 자신의 느낌에 대해 깊은 믿음을 가져야 한다.
너무 애쓰지 말라 (Non-striving)	명상을 하는 과정에서 과도하게 애쓰지 않으면서 느긋한 마음을 유지하고 편안하게 받아들인다.
수용하라 (Acceptance)	긍정적이건 부정적이건 있는 그대로 사물을 보는 태도를 가지고 받아들인다.
내려놓아라 (Letting-go)	마음에 부담이 되는 것을 내려놓고 편안하고 자유로운 태도를 가진다.

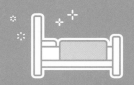

Part 03

병원에서
명상하기

1 장

병을

치료하기 위해

명상하기

'명상으로 병을 치료한다.'고 하면 쉽게 믿지 않는 사람이 많을 것이다. 결과뿐만 아니라 과정까지 완벽히 설명되어야 한다는 현재의 의학 기준에서 보면, 명상이 병을 치료한다고 확증할 수는 없다. 그렇지만 분명한 것은 명상을 통해 환자의 고통과 괴로움을 조절할 수 있다는 점이다. 의학을 바라보는 관점을 달리하면 명상은 부작용이 적고 효과가 명확한 매우 우수한 치료법이다. 소위 말하는 정통의학과는 다른 관점인 대체의학, 보완대체의학, 전통의학, 통합의학의 견해를 받아들인다면 의료인의 수용성이 높고 과학적 근거가 풍부한 것이 바로 명상이다.

이미 미국에서는 1990년부터 병원에서 명상이 실행됐다. 당시 한국에서는 기공이 일부 한의 의료기관에서 실행되고 있었지만 그다지 활발하지는 않았다. 대체로 명상과 기공은 병원이 아닌 수련센터에서 배우는 것으로 인식되었기 때문이다. 시간이 지나면서 미국 병원에서는 명상이 보편적 치료법이 되었지만, 한국 병원에서는 기공이 거의 사라졌다. 대신 병원이나 한의 의료기관에서 명상과 기공을 융합한 새로운 모델이 등장하고 있다. 다만 아쉬운 점은 의료보험의 혜택을 받지 못해 고가로 진료를 받아야 한다는 것이다. 때로는 이를 보완하기 위해 진료 보조 입장에서 자원봉사자의 무료 교육이 실행되기도 한다. 그러다 보니 집단 프로그램으로 진료가 거의 끝나는 시간에 시행되는 경우가 대부분이다.

스트레스 완화 프로그램

한국의 병원에서도 명상을 받아들인지는 꽤 오래되었다. 2007년 강동경희대병원이 개원 시점에 명상 프로그램을 시작했다. 처음에는 '스트레스 완화 프로그램'이라는 이름으로 MBSR의 한국적 해석인 K-MBSR을 활용해 8주간 체계적으로 명상을 배우도록 했다. 명상을 한 가지씩 8주간 가르친 후 자신에게 맞는 방법을 찾아가는 MBSR의 방법을 한국 병원의 현실에 맞게 조정한 프로그램이었다. 그렇지만 진료 현장에서 환자들은 3시간씩 8주라는 기간을 오롯이 명상을 배우는 데 쓰고 싶어 하지 않았다. 기간이 긴 것도 문제지만 3시간 동안 수업을 받기에는 몸과 마음이 지쳐 있었고 또 급했다. 오히려 상황에 맞는 명상법을 활용하는 것을 더 선호했다. 여러 표준 명상을 통해 기본기를 익히면 언제든 일상에서 명상을 적용할 수 있지만, 환자들은 여유롭게 명상을 하나씩 배우기보다는 당장 쓸 명상 하나를 손에 넣고 싶어 했다.

2007년에 시행된 '스트레스 완화 프로그램'에서는 임상 연구도 함께 진행됐다. 8주간이라는 기간은 그대로 두되 시간은 1시간으로 단축했다. 가장 기본적인 명상법 교육과 실습, 그리고 치유를 위한 기공을 융합한 프로그램[27,28]이었다. 여러 명상법과 기공법을 익히고 질병의 특성을 고려해 치료에 접근하고자 했다. 프로그램 구성을 보면 병원에서 가장 많이 활용하는 명상 방법으로 호흡법과 이완법을 실행했고, 심리적 교육을 위해 마음챙김이 포함됐다. 그리고 치료를 주도적으로 하기 위해 기공 훈련이 들어갔다. 추가로 한의학의 특성을 고려해 체질에 맞는 방법으로 기공 훈련을 했다. 기공의 내용은 '기(氣)와 함께하는 15분 명상'으로 임상 연구[29]를 통해 스트레스 완화에 효과가 있다는 결과를 확인했다.

암 환자를 위한 단기 명상 프로그램

8주, 1시간의 프로그램을 임상에서 활용하면서 암 환자를 대상으로 한 명상 프로그램도 시작했다. 암 환자가 명상을 치료법으로 선택하는 것은 쉬운 일이 아니었다. 일단 훈련 자체가 힘들다. 수술, 항암, 방사선으로 이어지는 치료 과정에서 환자는 쉴 시간이 없다. 고통이 있지만 어쩔 수 없이 다음 치료를 기다리며 '멈추고' 있어야 한다. 그러나 이런 멈춤의 시간에 명상이 필요했다. 그래서 30분 정도에 할 수 있는 명상 프로그램을 상담과 함께 진행했다. 환자가 방문할 때마다 상태에 따른 상담과 개인 명상 지도를 병행했다. 비록 단일 회기의 명상법이기는 하지만 환자에 따라 여러 명상법을 응용하는 방식으로 진행했다. 프로그램은 다섯 단계로 구성했다.

1. 심호흡을 통한 명상 입문

명상에 들어가기에 앞서 자세를 바르게 하기 위해 시행한다. 크게 심호흡하며 몸과 마음을 전반적으로 추스를 수 있도록 한다. 암 환자가 자신을 위해 노력하는 첫 단계로, 심호흡하며 잠시 암 환자라는 사실을 잊고 평안함을 느낄 수 있었다.

2. 이완을 위한 호흡

충분히 이완된 상태에서 명상을 진행해야 하기에 이완으로 들어가는 복식 호흡을 기본으로 한다. 충분히 체내의 공기를 밖으로 내보내는 것, '3:4 법칙(들이마실 때 3, 내쉴 때 4를 셈)'으로 날숨을 길게 하는 것을 원칙으로 시행한다. 암 환자 스스로 평안함을 느낄 수 있었다.

3. 자신의 몸에 대한 명상

머리끝부터 발끝까지 집중을 이동하며 이완 상태로 돌아간다. 이후 불편한 부위로 마음을 이동한다. 이 부위로부터 몸 밖으로 마음을 이동하는 명상을 시행한다. 암 환자가 고통받는 자신의 몸을 관찰하는 것에 대한 두려움으로부터 벗어날 수 있도록 한다.

4. 평안으로 돌아가기

1, 2, 3을 끝낸 후 몸과 마음의 평안한 상태를 느껴 보는 시간을 가진다. 완전히 이완된 상태에서는 평안한 몸과 마음의 상태를 느낄 수 있다. 명상을 통해 의도적으로 자신의 몸과 마음을 안정시킬 수 있음을 확인한다.

5. 마무리

다시 심호흡한 후 마무리한다. 30분 동안 몸과 마음의 이완, 평안을 느낄 수 있다. 그리고 그 느낌이 하루 동안 충만하도록 한다.

이 과정을 통해 30분의 짧은 시간이지만 암 환자가 '암'이라는 고통을 관찰하며 스스로 조절할 수 있음을 경험하도록 했다. 암 치료에 환자가 직접 참여하도록 한 것이다. 우리나라 환자들 상당수가 의료진에 의존하는 측면이 강하다. 실제 의료 현장에서 적극적인 치료가 이뤄지는 덕도 있겠지만, 환자 자신이 치료에서 한걸음 물러난 경우가 많다. 의사가 알아서 해 주기를 기다리는 것이다. 또 환자들은 병원 진료에서는 명상을 단 한 번에, 짧은 시간에 하고 싶어 한다. 그래서 상황에 따라 각각의 명상을 짧은 시간에 가르치는 경우가 많았다.

강동경희대병원에서 시작된 명상 프로그램은 같은 병원 화병클리닉에서 화병, 우울증, 불안 장애 환자에게 시행했고, 암센터·척추관절센터에서 의뢰한 환자를 대상으로 상담과 함께 시행했다. 이후 여러 병원에서 명상을 스트레스 관리와 암 환자의 증상 개선을 위한 목적으로 시행하고 있다.

코로나 극복을 위한
마음 건강 지도 매뉴얼

코로나19 팬데믹을 겪으며 명상은 더 널리 활용됐다. 아플 때 병원에 직접 가지 못하자 집에서 스스로 치료할 방법을 찾게 되었고 그 가운데 하나가 명상이었다. 코로나에 확진된 경우 증상은 있으나 뾰족한 치료법이 없어 불안과 우울, 불면증과 식욕 부진 등에 시달렸다. 코로나에 걸리지 않았다 하더라도 불안과 우울을 겪거나 건강 염려증이 커진 사람들은 자신의 건강을 위해 할 수 있는 무언가를 찾고자 했다.

이러한 상황에서 2020년 '한의사 마음 건강법 지도 매뉴얼'[30] 이 개발됐다. 매뉴얼에서는 기본적으로 세 가지 원칙을 제시한다. 첫째 집중명상으로 불안을 내려놓기, 둘째 알아차림으로 분노를 조절하기, 셋째 따뜻한 마음으로 우울에서 벗어나기다. 그리고 상황별로 필요한 명상법을 제시했다.

- ☑ 과긴장에서 벗어나 최적의 컨디션을 만드는 자율훈련법
- ☑ 편안한 수면을 위한 바디스캔
- ☑ 과도한 긴장으로부터 몸을 좀 더 편안하게 하는 점진적 근육이완법
- ☑ 호흡에 마음을 두어 잡념을 내려놓는 기본 명상인 호흡마음챙김

☑ 우울에서 벗어날 수 있도록 우리 안의 따뜻한 마음을 일깨우는 자애명상

☑ 분노와 짜증이 밀려올 때, 한발짝 물러나 받아들여 편안함을 만드는 마음챙김 정좌명상

☑ 몸과 마음의 고통을 치유하기 위해 기와 함께하는 명상

☑ 공포가 밀려올 때 벗어나기 위한 수식관 호흡법

☑ 식욕이 떨어질 때 먹기의 느낌을 재발견할 수 있는 먹기명상

☑ 온전한 활력과 리듬을 확인하는 기본 명상인 걷기명상

이처럼 증상에 따라 각기 다른 명상법을 활용한다. 먼저 기본 명상을 습득해 매일 같은 시간에 반복적으로 실행하고, 증상이 나타날 때마다 해당 명상을 시행한다. 이렇게 기본 명상을 먼저 학습하면 명상 역량이 강화돼 상황에 따라 필요한 명상을 실행함으로써 효과적으로 증상과 고통을 통제할 수 있다.[31] 일상에서 반복되는 행위인 호흡과 걷기에 명상이라는 요소를 넣으면 치유의 힘을 얻을 수 있다. 규칙적인 리듬을 통해 자신의 고유한 리듬을 회복함으로써 최적의 상태를 만들고, 이렇게 반복되는 가운데 안정과 이완을 만들어 에너지를 축적할 수 있게 된다. 이렇게 명상의 역량이 커지면 다양한 명상을 상황에 맞춰 적용할 수 있게 된다.

호흡법	들숨과 날숨을 반복하며 자신의 원래 리듬을 찾아본다. 가장 안정되고 편안하며 균형 잡힌 자신을 찾아간다. 호흡을 하면서 안정과 편안함을 느껴 본다.
호흡 마음챙김	자신의 호흡을 관찰한다. 들숨과 날숨을 관찰해 본다. 시원한 공기가 몸속으로 들어오고, 탁한 공기를 몸 밖으로 내보내는 것을 확인해 본다. 호흡을 통해 자신의 몸이 맑아지고 건강해지고 있음을 확인한다.
걷기명상	땅에 발을 딛고 안정되고 굳건함을 확인한다. 천천히 걸으면서 안정−불안정−다시 안정됨을 확인한다. 자신의 리듬에 맞춰 걸으면서 편안하고 균형 잡힌 자신을 찾아간다. 작은 공간에서라도 움직임으로 인한 활력을 확인한다.
점진적 근육이완법	몸의 부위를 나눠 긴장과 이완을 반복해 본다. 숨을 들이마시면서 근육을 긴장하고 내쉬면서 이완하며 충분히 이완되는 것이 무엇인지를 확인한다. 먼저 주먹을 쥐었다 펴는 것에서부터 시작해 이완이 무엇인지를 확인한다.
자율훈련법	가장 안정되고 이완된 상태를 만들어 본다. 양손이 따뜻함을 확인한다. 양손이 무거워짐을 확인한다. 심장이 규칙적으로 뛰는 것을 확인한다. 호흡이 편함을 확인한다. 아랫배가 따뜻함을 확인한다. 이마가 시원함을 확인한다.

수식관 호흡법

호흡에 조금 더 집중하기 위해 숫자를 세면서 호흡한다. 들이마시고 내쉴 때마다 열부터 시작해 하나까지 거꾸로 세어 본다. 오로지 호흡과 숫자에만 집중하고, 자칫 다른 생각이 들면 다시 호흡에 집중하며 숫자를 센다.

마음챙김 정좌명상

호흡을 편안하게 하며 몸의 감각, 생각과 감정을 알아차림 한다. 몸을 찬찬히 관찰할 수 있고 생각이나 감정이 일어난다면 그저 편안하게 관찰한다. 관찰하면서 그 대상이 어떻게 변화하는지 그저 지켜본다. 그저 받아들인다.

자애명상

자신이 원래 가지고 있는 따뜻한 마음을 확인해 본다. 어머니가 아픈 아이를 바라보는 안타까움이나 아이가 잘되었으면 하는 바람을 생각해 본다. 그렇게 확인된 따뜻한 마음을 나에게, 가족에게, 친구에게, 그리고 나를 보살피는 의료인에게 전달해 본다.

먹기명상

먹는 것에 충실해 본다. 습관적으로 급하게 먹지 말고 눈으로 보고, 코로 냄새를 맡고, 혀로 맛을 보고, 치아로 씹고, 목으로 넘기고, 식도로 넘어가고, 위장에 그득하고, 마음이 흡족하고, 그렇게 생긴 에너지가 전신으로 공급되는 것을 느끼면서 먹어 본다.

바디스캔

몸의 여기저기를 찬찬히 훑어본다. 각각의 부위에서 느껴지는 감각과 느낌 혹은 고통을 확인해 보고, 그것을 그대로 받아들인다. 단지 찬찬히 바라보면서 받아들인다. 전신을 모두 스캔하면서 몸과 마음이 편안해지고 이완되는 것을 확인한다.

나의 손바닥으로 따뜻한 기운을 느껴 본다. 그리고 그 따뜻한 기운을 몸의 불편한 곳, 통증이 있는 곳에 가만히 올려놓는다. 온기가 증상과 고통을 편안하게 함을 확인한다. 끝날 때 양손을 포개 단전 위에 올려놓고 따뜻한 기운을 몸에 전달한다.

명상 앱을 통한 모바일 헬스

코로나19 팬데믹 이후 '비대면 명상'이 확산됐다. 환자들도 명상을 의료 현장에서 의사로부터 배우기보다는 애플리케이션(앱)을 활용해 스스로 학습하고자 한다. 필요할 때 바로 활용하기 쉽기 때문이다. 특히 빨리 잠들기 위해 명상 앱을 사용하는 경우가 많다. 잔잔한 음악과 함께 명상 설명을 들으면 잠들기 좋다고 한다. 먹을 때나 걸을 때 하는 명상도 많이 활용된다. 걷기와 명상을 결합한 걷기명상에 여행을 더하는 경우도 있다. 진료 시 환자에게 많이 권하는 말이기도 하다. "걸으세요. 걸으면서 명상하세요. 여행을 간다면 걷기와 명상을 함께 하세요."[32] 이렇게 명상은 병원을 벗어나 일상으로 확산되고 있다.

명상 앱은 스스로 학습하고 수행하는 데 도움을 준다. 최근에는 디지털 치료제로도 개발되고 있다. 다만, 명상 앱을 활용하는 경우 명상에 대한 기본적인 이해와 기초는 닦아 놓아야 필요할 때 목적에 맞게 활용할 수 있다. 최근 출시되는 명상 앱[33]들은 먼저 명상 익히기 프로그램을 제시하고 이후 상황별 명상을 안내한다. 그리고 의료 기관과 협력해 병원에서 명상을 점검받고 효율적인 활용법을 상담받을 수 있도록 한다.

inMind 2주 명상 프로그램

- ☑ 명상에 대한 이해
- ☑ 깊은 잠을 자기 위한 명상
- ☑ 자연과 함께 호흡하기
- ☑ 언제든 호흡으로 돌아오기
- ☑ 대상에 집중하며 이완하기
- ☑ 나의 행복했던 순간 떠올리기
- ☑ 자세와 호흡에 집중하기
- ☑ 나의 마음을 바라보는 시간 갖기
- ☑ 편안하게 호흡하며 감각에 집중하기
- ☑ 동작을 따라 하며 관찰하기
- ☑ 먹기명상-간단한 음식과 함께
- ☑ 걷기명상-걷고 싶은 길에 서서
- ☑ 자애명상-따뜻한 마음챙김
- ☑ 나에게 맞는 명상 찾기

inMind 상황에 맞춰 명상을 활용하기

- ☑ 깊은 잠에 빠지고 싶을 때
- ☑ 오후를 위한 재충전의 시간
- ☑ 호흡을 통해 몸의 반응 느끼기
- ☑ 충분한 이완을 위한 바디스캔
- ☑ 빠른 이완을 위한 1분 호흡
- ☑ 잠깐의 해방감을 느끼고 싶을 때
- ☑ 하루의 시작에 하는 명상
- ☑ 나의 감정을 받아들이기
- ☑ 하루를 마무리하면서
- ☑ 따뜻한 마음을 가지고 싶을 때

명상 앱은 상황에 맞춘 프로그램 개발에도 유용하다. 직장인의 경우 업무 스트레스를 명상 앱으로 조절할 수 있다.[34] 명상을 진행하기 전, 스마트폰 기능으로 현재의 스트레스 상황과 생리적 지표를 측정하고 주관적인 심리 평가를 실행한다. 그리고 결과에 따라 치유 소리를 듣고, 필요한 명상을 수행하고, 감정 일기와 다시 생각하기를 실행한다. 이런 순서에 따르면 명상 초보자라 하더라도 충분히 명상의 치유 효과를 얻을 수 있다. 자신의 상태를 객관적으로 인지하고, 이를 해결하기 위해 노력하고, 변화된 자신의 상태를 다시 한번 점검하는 작업이 명상의 전 과정이라고 할 수 있다. 의도를 가지고 대상에 머물러서 최적의 상태에서 온전함을 확인하는 과정이다. 이렇듯 명상 앱으로 직장인의 스트레스 관리뿐만 아니라 노년을 위한 활력 증진, 화병 환자의 정서 조절, 암 환자의 자기 관리까지 응용할 수 있다.

직장인의 직무 소진 개선 알고리즘

- ☑ 스트레스가 폭발할 때 하는 명상
- ☑ 직무로 인해 탈진할 때 하는 명상
- ☑ 주말에 시간이 주어졌을 때 하는 명상

노년기 활력 증진 알고리즘

- ☑ 아침에 침대에서 일어나기 힘들 때 하는 명상
- ☑ 밥맛이 없어서 음식에 손이 가지 않을 때 하는 명상
- ☑ 잠이 오지 않을 때 하는 명상

화병 환자 정서 조절 알고리즘

- ☑ 열이 치받아 오를 때 열을 끄기 위한 명상
- ☑ 분노 감정이 치받아 오를 때 감정을 다스리기 위한 명상
- ☑ 가슴이 답답할 때 답답함을 풀기 위한 명상

암 환자의 스트레스 관리 알고리즘

☑ 암에 걸린 것에 대한 원망이 생길 때 하는 명상

☑ 항암 치료와 방사선 치료의 중간에 수행하는 명상

☑ 죽음에 대한 불안에 휩싸였을 때 하는 명상

2 장

암을

치료하기 위해

명상하기

수많은 항암 요법과 수술적 처치를 통해 암을 관리할 수 있다고는 하지만, 여전히 암을 진단받은 사람은 미래에 대한 불안에 휩싸인다. 암이라는 질병이 죽음과 연결되는 경우가 많기 때문이다. 주위에서 멀쩡하게 잘 지내다가 건강 검진으로 암을 진단받고 불과 몇 개월 만에 죽음을 맞이한 사례를 심심찮게 접하게 된다. 진단에서 죽음에 이르는 시간이 짧은 것이 암의 특징일 수도 있지만 진단 이후에 달라진 생각과 행동, 감정과 마음이 중요하게 영향을 미친다.

환자 A는 암 수술을 받고 항암 및 방사선 치료를 하고 있는데 고통은 여전하다. 식욕 부진과 통증도 힘들지만 무엇보다 재발이나 전이에 대한 두려움으로 잠을 설칠 때가 많다. 환자 A-1은 '암'으로 인한 불확실성에 불안해하고 죽음이 다가오는 듯한 공포에 압도된 모습을 보인다. 처음 암을 진단받았을 때, 재발 혹은 전이를 판정받았을 때, 별다른 치료 방법이 없다는 통보를 받았을 때가 그렇다. 환자 A-2는 암을 삶의 일부로 받아들이고 이를 전제로 앞으로의 삶을 꾸려 가려는 모습을 보인다. 암 치료로 힘들기는 하지만 일상을 더 열심히 살아가는 모습, 의미를 찾아 새로운 인생을 살아가는 모습, 최선을 다해 치료에 주도적으로 참여하는 모습을 보인다.

병원의 상담 장면에서 암 환자와 많은 대화를 나누게 된다. 암이라는 질병 자체만이 아니라 그 사람이 살아온 삶에 관한 이야기로 이어지곤 한다. 환자는 암을 진단받았을 때 느꼈던 감정, 치료 과정에서 겪은 고통, 혹은 암을 극복하면서 바뀐 인생 등을 말한다. 암 진단 후 통합암센터에서 진료했던 환자의 이야기다. 환자는 "암을 진단받았을 때 어떤 생각이 들었느냐?"는 질문에 "살아온 것이 후회됐다."고 답했다. 결혼 후 지금까지 너무나 많은 스트레스를 받았고 특히 남편의 의처증과 폭행으로 힘들었다고 한다. 급기야 10년 전에는 도망을 나와 혼자 지내고 있는데, 경제적으로 힘들어 열심히 일한 것밖에 기억에 남는 것이 없다고 한다. 나쁜 짓도 하지 않았는데 암에 걸렸다는 사실이 처음엔 억울했고, 자신이 참 어리석게 살아왔다는 생각을 하게 됐다고 한다.

그런데 처음 진단 시 앞으로 2개월밖에 못 산다고 했는데 벌써 2년째 살고 있으니, 자신이 그동안 착하게 산 보답을 받고 있다는 생각에 요즘에는 감사한 마음이라고 한다. 살아야 할 이유를 묻는 질문에는 "딸을 결혼시키고 손자를 봐야 한다."고 답했다. 살아야 할 이유가 명확하고 확실할수록 생존력이 더욱 커지는 것 같다고, 암 진단 후 달라진 자신의 모습이 부정적이지만은 않다고도 했다. 물론 치료 과정이 너무 힘들고 고통스럽지만, 역설적으로 이렇게 편안하게 지내는 것은 지금이 처음이라고 한다. 형제들과 자녀들, 직장 동료들이 많이 도와주니 그간 참 잘 살아왔다는 생각도 든다고 했다. 암 진단 이후 긍정적으로 바뀐 삶에 감사하고 더욱 꾸준하게 운동하고 식사 조절을 하겠다고 한다.

"생활 습관, 마음가짐과 식습관을 바르게 하면 암을 어느 정도 예방할 수 있다." 암센터에서 환자에게 생활 습관과 관련해 이런 메시지를 전달하며 격려한다.[35]

☑ 남을 미워하지 마라.

☑ 암에 대한 공포와 두려움은 잊어라.

☑ 명상을 통해 마음을 다스려라.

☑ 신선한 공기를 마시고 정기적으로 등산을 하라.

☑ 채소류·콩류·해조류를 즐겨 먹어라.

암센터에서 설명하는 생활 습관은 항상 마음 다스리기, 마음 습관이 포함된다. 생활 습관을 바꾸는 것과 함께 명상도 강조한다. 지금 이 순간 자신의 생각과 감정, 행동에 대해 마음챙김의 훈련이 필요하다.

『암환자학』[36]이란 책이 있다. 제목부터 무척 신선하다. 암이라는 질환이 아니라 환자에 초점을 맞추고 있다. 부제목도 '암＋희망＋생명(Cancer＋Hope＋Life)'이다. 그러면서 암은 다른 질환에 비해 '복이 많은 질환'이라고 설명한다. 우선 활동상의 제약이 그렇게 많지 않고 임종 직전까지 일상적인 생활을 할 수 있다는 점을 든다. 다음으로 죽음의 시간을 가늠할 수 있어 죽음을 대비할 수 있다는 점이다. 물론 공포와 두려움은 클 수 있지만, 자신을 성찰할 수 있다는 점에서 생각을 바꿀 계기가 마련되어야 한다고 강조하며 '50가지 해야 할 일'을 정리했다. 그 가운데 마음 다스리기가 소개되어 있다. 명상의 주제로 삼기에 좋은 항목이다.

- ☑ 두려워하지 말자.
- ☑ 차분한 마음으로 내가 처한 현실을 생각하자.
- ☑ 좀 더 훌륭한 삶(감정, 정신, 육체)을 찾아보자.
- ☑ 당신에게는 자신의 삶을 선택할 책임이 있다. 평소 생활을 곰곰이 반성해 보자.

☑ 현재를 충실하게 살자.

☑ 정신력의 성장에 가치를 두자.

☑ 몸과 마음의 소리에 귀를 기울이자.

☑ 나를 용서하자.

☑ 감사하는 마음을 잊지 말자.

암을 치료하는 병원에서의 명상

암을 치료하기 위해서는 일상의 삶을 다뤄야 한다. 생활 습관을 바꿔야 한다. 식습관뿐만 아니라 수면 습관, 마음 습관도 바꿔야 한다. 이를 위해 훈련이 필요하다. 운동과 명상이다. 특히 암을 관리하거나 요양하는 병원에서는 명상이 필수적으로 실행되는 프로그램 중 하나다. 주로 마음 다스리기의 방법으로 활용되고 있다.

암을 치료하는 의료 현장에서 명상은 보편적인 개입이 이뤄지고 있고 그에 따른 효과가 통계적으로 규명되어 근거가 쌓이고 있다. 최근의 연구들은 여러 연구 결과를 종합하고 있다. MBI(마음챙김 기반 개입)는 정신종양학 내에서 점점 더 많이 사용되고 있다. 29건의 RCT(무작위 대조 시험)에서 암 환자의 심리 및 신체적 건강지표의 효과성이 CBT(인지 행동 치료)에서 연구된 수치와 유사함을 밝혔으며, 암의 종류 및 단계, 진단 이후 기간과 관계없이 효과를 볼 수 있음을 밝혔다.[37]

　마음챙김 기반 개입은 암 및 치료 관련 증상의 감소에 도움을 준다. 성인 암 환자의 관련 증상에 대한 효과성을 분석한 29건의 무작위 대조 실험에서 체계적 문헌 고찰 및 메타 분석을 시행해 마음챙김 기반 개입이 불안 및 우울, 피로, 삶의 질, 외상 후 성장 등 다양한 지표에서 대조군과 비교해 유의한 개선을 보였다는 것이 밝혀졌다. 또 다양한 마음챙김 기반 개입 종류에 대한 효과 크기를 분석해 그중 마음챙김 기반 예술치료(Mindfulness Based Art Therapy)가 불안과 우울에서 가장 큰 효과를 보임을 밝히기도 했다. 이에 따라 마음챙김 기반 개입은 암 환자와 생존자의 증상 관리를 위한 보조 요법으로 사용될 수 있다는 것이 최신 연구의 결론이다.[38]

암을 겪고 이겨 낸 생존의 경험

　암을 극복하고 생존한 사람들에게는 그들만의 경험과 전략이 있다. 젊은 성인(18~39세)의 암 치료 후 생존 경험에 대한 질적 연구[39]는 암 생존자의 단기(치료 후 1년 이하)와 장기(치료 후 3년 이상)를 비교한 연구로 증상, 심리사회적 우려, 대처, 건강 행동 변화에 대한 인터뷰를 통해 진행됐다. 암 생존자들은 시간이 지남에 따라 각기 다른 증상, 심리사회적 우려 및 대처 전략을 보인다. 단기 생존자들은 불안한 생각에서 벗어나기 위해 TV 시청 등의 주의 전환 전략을 쓰는 반면, 장기 생존자들은 적극적인 대처 전략으로 요가, 명상, 가족과 친구의 지원 구하기를 추구한다. 이처럼 암 환자들은 각자의 상황과 시기, 단계에 따라 노력을 기울이고 있다. 따라서 암 환자에 대한 명상 치료 역시 단기와 장기를 구별하는 단계별 접근이 요구된다.

암 환자에게 적용될 수 있는 명상 −단계별 접근[40]

암 환자에게 적용되는 명상은 단계별로 변화하는 환자의 특징을 고려해 실행된다. 암 환자는 처음 진단받았을 때, 표준적인 암 치료를 받고 있을 때, 일상에서 암을 극복할 때를 구분해 명상법을 활용하며, 임종을 준비하면서도 명상을 실행할 수 있다.

1. 암을 받아들이며

암을 통보받고 현재 상태를 자각하는 단계이다. 암을 진단받고 부정적인 감정들이 생긴다. 당혹과 분노에서 시작해 불안과 공포로 이어지고, 우울과 좌절로 빠지는 정서가 가장 큰 문제다. 명상을 진행할 때는 부정적인 정서에서 벗어날 수 있도록 하는 것이 중요하다. 자신의 원래 리듬을 회복하고, 스스로의 본성을 일깨우고, 주위 사람의 따뜻한 마음을 피하지 말고 받아들인다.

수식관 호흡법

급변한 나의 환경 속에서 스스로의 리듬을 찾아갈 수 있는 가장 기본적인 명상 방법을 익힌다. 불안이나 분노와 같이 급격한 정서의 변동이 있을 때 우선적으로 시행한다. 호흡을 길게 내쉬는 단순 동작으로 과도한 긴장을 완화할 수 있다.

알아차림 정좌명상

여러 가지 생각과 감정으로 인해 혼란스러울 때, 가만히 감정과 생각이 떠오르고 없어지는 과정을 관조함으로써 이를 정리한다. 감정과 생각을 시간을 가지고 관찰하게 되면 이를 객관적으로 바라볼 수 있는 힘이 생긴다.

자애명상

어떤 상황에 처하든 나를 사랑해 줄 수 있는 사람의 사랑을 느껴 본다. 그 속에서 암 진단을 받은 나조차도 온전히 수용되고 평온해짐을 느낀다. 암 치료 전체 과정에서 실행해야 할 명상법이다.

2. 암을 겪으며

치료를 받으며 암 환자의 삶을 살아가는 단계이다. 환자는 암 자체의 고통과 치료에 동반되는 고통을 함께 겪게 된다. 통증이나 불면, 소화 장애와 같은 직접적인 증상과 화끈거림, 입마름, 구역감 등의 신체 증상이 뚜렷하다. 일상생활의 어려움, 자신의 역할 상실, 외모의 변화 등으로 자기 정체감의 상실과 함께 알 수 없는 미래에 대한 불안을 겪게 된다. 명상을 진행할 때는 자신의 고통을 줄일 수 있는 방법을 실행한다. 충분한 이완감을 확인하면서 고통이 줄어드는 것을 확인하고, 스스로 치유의 에너지를 확인하기 위한 노력으로 기(氣)를 활용한다. 그리고 생명력을 확보하기 위해 먹기명상을 수행한다.

바디스캔

통증이 느껴지는 몸을 알아차림하며 고통을 한 발짝 뒤에서 느껴 본다. 당연하게 존재하는 것이라고 느껴졌던 불쾌한 통증에도 변화가 존재하며 '불쾌함'이라는 감정을 내려놓았을 때 통증이 더 쉽게 받아들여질 수 있음을 알아차린다.

치유 기공 수련

손바닥의 노궁혈에 따뜻한 치유의 에너지를 모아 통증이 느껴지거나 불편한 부위에 가져다 대어 본다. 스스로 몸이 치유되기를 바라는 마음을 담으며 변화를 살펴본다.

먹기명상

'음식', '맛', '먹기'에 대한 순수한 호기심을 유발하고 그 과정에서 있는 그대로의 감각을 느껴 본다. 천천히 먹기에 대한 알아차림을 하는 과정에서 잊었던 식욕이 유발될 수 있다.

3. 암을 견뎌 내고 살아가면서

암 진단 이후에 달라진 일상을 겪으며 투병에 대한 의지를 갖는 단계이다. 장기간 투병으로 생기는 일상의 변화와 가족을 비롯한 대인 관계의 문제, 투병 의지가 중요하다. 죽음에 대한 지속적인 생각이 들며 동시에 삶에 대한 반추가 이루어진다. 암 발생의 근본 원인을 찾는 과정으로 지나온 삶을 후회하기도 하고, 암을 극복하면서 나타나는 삶의 의미를 추구하기도 한다. 명상을 진행할 때는 과거의 후회나 미래의 불안으로부터 벗어나 지금 이 순간 충실할 수 있도록 하는 것이 무엇보다 필요하다. 그리고 활력을 유지하기 위해 걷기명상을 실행한다.

알아차림명상
- 지금 이 순간 머무르기

과거의 후회와 미래의 불안을 지금 이 순간으로 돌린다. 알아차림의 대상은 감각과 생각이다. 지금 이 순간에 온전하게 머물러 있으면 후회와 불안에서 벗어나 현재에 충실할 수 있는 힘이 생긴다.

겪어 보지 못한 낯선 세계(암 진단과 투병)에 진입한 것이 나의 삶에서 어떤 의미인지에 대한 생각을 정리해 본다. 실제 암을 겪으면서 자신의 변화한 삶을 관조하고, 과거-현재-미래로 이어지는 삶의 연장선상에서 삶의 의미를 찾아본다.

 대지 위에 서 있는 감각, 천천히 걸어 보는 감각을 느끼며 암 투병 속에서도 내가 할 수 있는 활동인 걷기를 통해 일상의 리듬을 회복하며 활력을 얻고자 한다.

4. 임종을 앞두고

전이, 치료 불가 등의 판정을 받고 살아가는 상황이다. 임종에 대한 두려움은 알 수 없는 미래에 대한 막연한 두려움과 이를 해결하지 못하는 무력감으로 이어진다. 한편으로는 삶에 대한 희망이 공존한다. 임종을 받아들이면서 가족 등의 대인 관계를 정리하게 된다. 명상을 진행할 때는 주위 사람들의 사랑, 더 나아가 종교와 자연의 따뜻함을 이해하고 받아들인다. 종교와 자연을 통해 영적인 에너지를 받음으로써 고통과 괴로움에서 벗어날 수 있도록 명상을 수행한다.

자애명상

임종을 앞두고 사랑하는 사람들, 나를 사랑해 준 사람들의 마음을 느끼고 더 나아가 '초월적인 존재'와 합일되기 위한 준비를 해 볼 수 있다. 그간 갈등을 빚었거나 나에게 서운하게 한 적이 있는 모든 사람을 '용서'해 보며 남아 있는 앙금을 털어 낼 수 있다. '기원'의 형태로 나에게, 사랑하는 사람에게, 세상에 전하고 싶은 마지막 메시지를 정리해 볼 수 있다.

암 환자에게 추천하는 명상
-먹기명상

암을 겪으며 생기를 잃고 무기력에 빠지게 되는 환자일수록 우선 생기를 찾아야 하므로 인간의 기본적인 욕구를 회복하는 것이 필요하다. 인간의 기본적인 욕구 가운데 암 환자의 일상에서 충족할 수 있는 것은 식욕이다. 식욕을 회복하기 위한 명상이 바로 먹기명상이다.

먹기는 일상적인 활동으로 매일 세 번 이상 반복된다. 먹기를 통해 즐거움과 행복감을 얻기 위해서는 식욕과 맛을 알아차림해야 한다. 오감을 모두 동원해 먹는 음식에 주의를 극대화한다. 먹기는 에너지를 얻는 행위이기에 생기와 활력을 얻을 수 있다. 또 다른 사람과 함께 먹음으로써 활력을 얻는 데 도움이 된다. 먹기명상은 다음과 같이 실행해 볼 수 있다.

- ☑ 맛있게 먹을 수 있는 장소와 함께할 사람을 떠올려 봅니다.
- ☑ 의도를 가지고 사람, 장소, 음식을 떠올려 봅니다.
- ☑ 함께할 사람으로부터 어떤 말을 들을지 생각해 봅니다.
- ☑ 먹을 장소를 떠올려 봅니다.
- ☑ 이제 음식에 더 집중해 봅니다.
- ☑ 음식을 보고, 냄새를 맡아 보고, 수저나 포크를 손으로 느껴 보고, 먹으면서 맛을 떠올려 봅니다.
- ☑ 천천히 먹는 과정을 떠올려 봅니다.
- ☑ 먹는 음식을 입으로부터 시작해 몸 전체에서 느껴 봅니다.
- ☑ 음식이 어떻게 나에게까지 왔는지를 떠올려 봅니다.
- ☑ 음식이 자연의 에너지를 전달받는 과정을 떠올려 봅니다.
- ☑ 나에게 생기는 몸의 반응을 확인합니다.
- ☑ 나에게 생기는 활력을 확인합니다.

+

3 장

정신 장애를

치료하기 위해

명상하기

"당신은 정상인가요?" 이 질문은 정신 장애를 치료하는 병원에서는 흔한 질문이지만, 대답을 명쾌히 하기에는 어려움이 있다. 상대방을 판단하기도 어렵지만, 자신에게 같은 질문을 던졌을 때 어떻게 답할지 주저하게 된다. '정상'이라고 생각하다가도 어떤 한 장면을 떠올려 보면 꼭 그런 것만 같지도 않다. 그래서 새로운 질문을 던지게 된다.

"당신은 어떨 때 비정상적인가요?" 잠을 푹 자고 아침에 눈을 뜨며 햇살을 맞이하는 순간, 아무런 고통과 괴로움이 없는 상태에서라면 그야말로 '정상'이다. 그렇지만 하루를 시작하는 순간부터 여러 자극과 스트레스를 만나면 반응하게 되는데 이때부터 '비정상적' 현상이 발생한다.

일상에서 자극이 주어지면 인간은 당연하게 반응을 한다.

반응에는 신체적인 반응과 정신적인 반응이 있다. 신체적인 반응은 주로 자율신경계에 따른 것이다. 흔히 교감신경의 작동과 부교감신경의 보상 작용을 통해 일어나며, 보편적이고 일반적인 신체 현상이다.

정신적인 반응은 정서적인 반응과 사고적인 반응이 있을 수 있다. 정서적인 반응이 비교적 즉각적이고, 사고적인 반응이 이어진다. 이 반응은 주로 과거의 경험이나 기억과 연결돼 증폭되거나 완화되기도 하고, 때로는 왜곡되기도 한다. 두 가지 반응이 결과적으로 합쳐져서 행동적인 반응으로 이어지는데, 이 반응이 나타나면 더 이상 개인에게만 머물지 않고 다른 사람에게도 영향을 주게 된다. 이러한 일련의 과정을 중단하는 것이 '비정상적'인 인간으로 가는 길을 막는 일이다. 만약 중단되지 않고 행동으로까지 이어지면 다른 사람들도 모두 동의하는 '비정상'이 되는 것이다.

세상을 살아가며 스트레스를 받을 때, 아침에 눈을 떴을 때의 고요함을 유지하고자 하는 마음에서 명상을 한다. 명상은 온전한 상태를 유지하도록 돕는 훈련이다. 의료 현장에서는 명상이 필요한 환자들을 많이 만나게 된다.

환자 B는 아침에 일어나서도 할 일이 없고 갈 곳도 없으니 인생이 재미가 없다. 평생 우울하다는 생각이 든 적이 없었는데, 지금은 밥맛이 없고 잠을 잘 못 자고 하고 싶은 것이 없다며 정신과를 방문했다.

환자 B-1은 에너지 부족을 절감한다. 기운이 없어 병의 극복이 어려운 상황이다. 여기에 수면 장애와 식욕 부진이 따라붙으니 더욱 힘이 나지 않는다. 병원에서는 우울증이라고 한다.

환자 B-2는 스트레스를 받으면 분노에서 시작해 여러 감정을 겪게 되고 결국 답답함과 짜증, 화가 치밀어 오르는 양상을 보인다. 그렇지만 에너지는 있는 편이다. 병원에서는 화병이라고 한다.

환자 B-3은 긴장 상태를 지속적으로 겪으며 고혈압이 생겼다. 처음에는 긴장 때문이라고 생각했지만 현재는 긴장이 그렇게 심하지도 않은데 이미 몸은 변한 것 같다. 긴장과 스트레스가 만성화·고착화돼 고혈압이라는 질병을 앓게 됐다.

정신 장애 스펙트럼

정신적 고통을 호소하는 환자들은 스트레스 사건에서 시작해 다양한 정서적 변화를 겪는다. 분노-불안-우울로 이어지다가 결국은 신체 증상까지도 보인다. 이러한 변화 속에서 정신 장애를 어느 한 질병으로 한정시키기는 쉽지 않다. 변화하는 상태에 맞춰 현재의 증상과 고통을 자세하게 관찰하되 어떤 변화를 겪어 왔는지, 스트레스 이전에 어떤 성격이나 기질이었는지를 알아보는 것이 중요하다. 바로 스펙트럼으로 관찰하는 것이다.

정신 장애를 하나의 장애로 범주화하는 진단은 환자의 현 상태를 평가하기 위해 필요하다. 약물을 선택하는 데도 중요하다. 그렇지만 고통받는 환자를 전인적으로 이해하기 위해서는 여기에 머물러서는 안 된다. 변화하는 인간의 모습을 지속적으로 관찰하고, 그러한 고통에 공감하며 치료로 이어져야 한다. 또 변화와 연관되는 환자의 기질과 성격, 체질을 알아보아야 한다. 이렇게 현재의 장애가 전반적인 급-만성 스트레스 단계 중 어느 위치이고, 환자는 어떤 기질을 바탕으로 이에 대응하고 있는지를 판단하는 과정이 필요하다. 이를 통해 스트레스가 얼마의 시간 동안, 어느 정도의 강도로 삶에 영향을 미치는지를 파악할 수 있고 스스로 기질적인 취약성과 문제 해결을 위한 강점을 찾아낼 수 있으며, 이것이 치유의 실마리로 이어지게 된다.

명상은 자기 치유력을 활용하는 방법이기에 자신이 현재 어떤 상태인지를 아는 것이 중요하다. 정신 장애는 정서적으로 분노, 불안, 우울 그리고 신체 증상이 순차적으로 변화하거나 때로는 혼재되어 있다. 이를 단계별로 나누어 보면서 현재 상태를 찾아보는 작업이 진행된다. 명상의 마음챙김이 바로 '지금 이 순간 나는 어떤 위치에 있는가?'를 찾아내는 작업이기도 하다.

정신 장애의 치료

정신 장애를 스펙트럼으로 이해하였듯이 치료 역시 개인의 특성, 변화되는 시기 등 여러 가지 관점에서 다뤄야 한다. 일반적으로 정신 장애를 범주화하는 진단을 통해 다루게 될 때는 기본적인 분류 체계에 따른다. 질환에 따라 약물 치료가 중요한 경우가 있고, 비약물 치료가 반드시 필요한 경우도 있다.

정신 질환이라고 알려진 조현병이나 조울병, 인격 장애 그리고 알코올 의존증과 같은 질병은 정신 장애로 명확하게 진단이 되면 약물 치료를 우선적으로 시행하게 된다. 치매와 같은 노년기의 질환, 자폐증이나 주의력결핍과잉행동장애(ADHD)와 같은 소아청소년기의 질환은 연령 특성을 반영하고 있어 퇴행이나 미성숙이 원인이 되는 질환이기에 치료보다는 관리를 우선하게 된다. 불안 장애 혹은 공황 장애, 우울증, 화병, 스트레스 관련 장애들의 경우 자극에 대한 반응을 기반으로 하여 스펙트럼적 관점을 가지고 이해하는 것이 중요하다. 약물 치료와 함께 비약물 치료인 상담이나 명상과 같은 개인의 역량을 키우는 작업이 우선하게 된다.

정신 치료 혹은 심리 치료는 정신적 고통이 다양한 만큼이나 치료 방법 역시 다양하다. 켄 윌버는 『무경계』[41]에서 여러 치료 기법을 스펙트럼의 수준으로 검토해 제시했다.

스펙트럼으로 나누는 심리 치료의 종류와 주제

종류	주제
단순 상담과 지지 치료	페르소나와 그림자
정신 분석, 심리극, 사회적 교류 분석, 인지 치료, 자아 심리학	자아와 신체
생체 에너지 분석, 로저스 치료, 게슈탈트 치료, 실존 분석, 로고(의미) 치료, 인본주의 심리학	전유기체와 환경
베단타 힌두교, 대승 및 금강승 불교, 도교, 이슬람교, 기독교, 유대교, 신비 사상	합일 의식과 성스러운 우주

보완대체의학의 치료법 중 대표적인 방법이 명상이다. 명상은 정신 치료의 전 영역에서 활용할 수 있는 방법이다. 단순 상담 현장에서는 명상의 호흡법을 통해 마음의 안정을 단기간에 얻을 수 있다. 호흡법으로 안정을 얻으면 환자 스스로 자신의 마음을 조절할 수 있음을 경험하게 된다. 분석 상담 현장에서는 자신의 문제를 찾아서 해결하기 위해 의도적으로 이완법을 수행한다. 충분한 이완을 경험한 후 언제든 다시 안정된 상태로 돌아올 수 있다는 생각을 갖게 되면 자아에 접근이 가능해진다. 인간 중심 상담 현장에서는 지금 이 순간에 머물러서 최적의 상태를 만들어 가는 마음챙김을 수행한다. 마음챙김은 명상의 기본

철학으로 환경의 변화에서도 자신을 바라볼 수 있는 경험을 하게 된다. 영적 상담의 현장에서는 자연과의 합일을 통해 온전한 자신의 상태를 만든다. 명상으로 온전함을 경험하면 자신이 장애를 스스로 극복할 수 있는 최적의 상태로 만들어 자연 치유력을 키울 수 있게 된다.

정신 장애를 극복하기 위한 명상

의료 현장에서 활용되는 명상은 질병을 극복하고 건강을 회복하는 측면에서 개인이 가지고 있는 온전함을 만들어 내는 것이다. 개인의 온전함은 내적 치유력, 자생력 등으로 설명될 수 있다. 그리고 정신 치료, 심리 치료의 관점에서 명상은 마음의 고통을 해결할 뿐만 아니라 자기 성장, 더 나아가 실존적 통찰을 도모하게 된다.

정신 장애에 대한 명상의 개입은 이미 일반화되어 있다. 정신 장애 및 심리적 스트레스와 관련해 명상은 불안, 우울, 통증을 개선하며 다차원적인 부정적인 심리적 스트레스의 경감이 가능하다. 반면 긍정적인 차원의 정신 건강 증진, 스트레스와 관련된 행동에 대해서는 좀 더 많은 근거의 축적이 필요할 것으로 보인다.[42] 명상이 임상 현장에서 많이 활용되고 있지만 임상 연구에는 많은 제약이 따른다. 그렇지만 몇몇 연구에서는 명상이 정신 장애에 활용될 수 있는 가능성을 제시하고 있다.

명상의 효과는 정신 건강 영역에서 집중, 기분, 자살 사고, 자존감, 우울, 불안, PTSD(외상후 스트레스 장애), 외로움, 사회 불안 장애, 수면 등에서 다양하게 제시되어 있다.[43] 명상 치료는 다양한 정신 장애에 적용된다. 정신과 진단을 받은 참가자를 대상으로 명상 기반 심신중재를 시행한 17건의 연구 분석 결과, 마음챙김 계열의 명상은 ADHD와 조현병에서 유의하게 큰 수준의 효과를 보였고 우울증과 PTSD에서 중등도의 효과를 발휘하였으나, 물질사용장애에서는 매우 작은 효과 또는 무효를 보였다. 그리고 요가 계열의 명상은 조현병에서 작은 수준의 효과 발휘를 확인할 수 있었다.[44] 이 연구를 보더라도 명상이 단지 안정과 기분 전환에 국한된 것은 아님을 알 수 있다. 심지어 고착화되어 치료가 힘들다고 하는 조현병이나 알코올 의존증에도 활용되고 있음을 볼 수 있다.

각 질환에 명상을 적용한 질적 연구를 통해 명상이 정신 장애 환자에게 어떤 역할을 하며 어떤 치료 효과를 가지는지를 구체적으로 알 수 있다.[45] 불안 장애 환자에게 명상 기반 개입을 수행한 결과 환자들은 구체적인 신체 감각으로 주의를 옮기거나 실용적인 방법을 구사하며 불안에 대처할 수 있었다고 이야기했다. 특히 부정적인 생각, 자기 비난, 반추를 하지 않고 내려놓을 수 있었던 경험이 불안 극복에 핵심적인 부분이었다. 떠오르는 생각들을 있는 그대로 느끼고 지나가도록 두는 습관을 통해 현재의 마음을 분석하고 해결책을 찾으려는 습관을 갖게 됐다. 명상을 수행한 환자들은 어려운 일이 닥칠 때면 우선 멈추어 보는 습관을 갖게 됐다. 그전에 해 왔던 대로 하기보다는 부정적인 생각이나 감정이 발생하는 것을 느끼고, 이완하고, 좀 더 천천히 상황을 인식하고 일을 수행하려는 태도를 취하게 됐다. 결과적으로 일상적인 삶에서 받는 스트레스가 줄어들었고, 불안과 발작에 대한 대처 능력 또한 향상됐다고 한다.

　　우울 장애 환자에 대한 마음챙김 기반 인지 치료의 효과를 분석한 결과[46] 명상 기반 인지 치료를 받고 일상생활에서 명상을 실천한 환자들은 우울증에 걸렸다는 사실을 더 편안하게 인정할 수 있었다고 한다. 또 우울은 단순히 특정한 상태에 불과하고 스스로가 가치 있는 사람임을 깨닫게 되었다고 했다. 한편, 이렇게 자신의 감정을 더욱 명확히 인지하게 된 덕분에 꾸준히 명상을 실천하는 사람들은 감정에 대한 자각도가 높아져 우울증이 재발하려는 신호를 일찍 알아챌 수 있었다. 우울증 약을 먹을 때마다 스스로가 무력한 사람이라고 느끼며 우울에 대해 낙인을 찍는 느낌이었다면, 우울을 스스로 관리할 수 있다고 여기는 인식의 전환이 이뤄진 것이다. 우울증 약이 감정을 무디게 하는 경향이 있다면 마음챙김 훈련은 감정을 더 생생하고 온전하게 느끼게 해 준다고 표현했다. 마음챙김명상이 삶에 긍정적인 결정을 내리고 자율적인 삶을 살 수 있도록 도왔다는 것이다.

정신증 환자에게 명상은 정신증 증상의 감소, 인지-주의력의 변화, 휴식 능력의 증대를 가져온다. 질적 연구 결과 환자들은 정신증 증상을 피하거나 중단하려고 노력하는 것을 멈춤으로써 활기를 얻고 통제력이 생기는 것 같이 느끼며, 마음챙김 기반 개입을 받아들이며 자기-수용의 정도가 증대되는 것을 느낀다고 설명했다. 마음챙김 기반 개입은 정신증적 경험을 알아차림하는 과정에서 더욱 안정적으로 느끼고 중심에 서게 한다. 또 정신증적 삽화가 나타나고 사라질 때 이를 억지로 막거나 조작하지 않음으로써 자신과 증상에 대한 비판단적 알아차림과 수용을 통한 역량 강화를 가져올 수 있다. 정신증을 겪고 있는 환자에게 명상은 불쾌한 정신증 경험을 알아차림할 수 있도록 허용한다. 그리고 회피 전략, 부정적인 자기 평가, 불쾌한 기분 등 갈등을 초래하는 반응을 내려놓을 수 있도록 한다. 또 '정신증'과 '자기 자신' 모두를 수용할 수 있도록 한다.

그렇지만 정신증 환자를 대상으로 명상 기반 개입을 설계, 진행할 때 유의해야 할 점이 있다. 짧은 시간에 가이드된 명상을 시행하고 장시간의 침묵은 피한다. 기본적인 앵커링(Anchoring, 정박) 기술에 대한 추가적인 지침을 제공해야 하며, 10인 이하의 작은 그룹으로 진행해야 하며, 필요시에는 1대1 토론을 진행한다. 지나치게 분석적이거나 통찰 기반의 명상 기법은 피한다. 최소 3년 이상의 수련을 거친 지도자를 고용해야 하며 지속적인 증상을 호소하거나 심각한 증상의 환자들에게는 기존 연구된 4~12주간의 회기보다 더 길게 치료 회기를 잡는 것을 권고한다.

정신 장애를 대상으로 하는 명상의 부작용

명상이 정신 장애에 효과를 보이지만 일부 환자에서 명상 중 급성 정신증이 촉발된 사례가 보고된 바 있다. 그만큼 주의를 요한다. 명상으로 정신증이 촉발된 케이스를 분석해 본 결과 정신증 과거력을 가진 환자를 대상으로 시행되었으며, 강도 높은 명상 훈련(공복 상태로 18시간 동안 지속하는 등)에 지속적으로 노출된 경우가 다수 있었으며, 대부분의 경우 임상적 세팅 속에서 시행되지 않고 자유 명상이 진행됐다. 그 외 명상에서 보고되는 일반적인 부작용으로 기공 수련과 초월명상에서 공황발작, 근골격계 통증, 명상 중독, 반사회적 행동, 현실 감각 손상, 죄책감, 해리, 불편한 운동 감각, 절망, 자살 사고, 탈진이 보고된 바 있다.[47]

이런 이유에서 명상 지도자가 명상으로 정신적 고통을 치료하고자 하는 경우, 명상법과 함께 심리 치료도 충실히 배워야 한다. 심리 치료 이론들은 치료사가 내담자의 고통스러운 마음으로 유발된 증상이나 문제들을 해결하는 데 초점을 두는 것뿐만 아니라 자기 성장, 실존적 통찰에 이를 수 있도록 돕는 데 주안점을 두고 있다. 명상을 많이 활용하는 불교도 인간의 고통을 이해하고 궁극적으로 해탈을 통해 자유로움을 얻도록 영적 성장을 지향한다는 점에서 심리 치료와 유사하다. 심리 치료 및 상담과 불교의 최종 목적이 다를지라도, 심리 치료 및 상담에서 치료자 및 상담자와의 안전한 관계 속에서 내담자들이 회피해 왔던 상처들을 만나 화해하면서 깊은 자기 존재를 만나도록 도와주듯이, 불교에서도 스승과의 관계 속에서 제자가 영적 성장 과정에서 만나게 되는 고통이나 방해물을 해결하도록 명상 수련을 지도한다.[48]

　　심리 치료에서 명상의 원리를 마음 이해에 적용하거나 명상을 개입 기술로 활용할 수 있다. 치료자는 명상의 유익한 효과뿐만 아니라 명상 과정에서 발생할 수 있는 혼란스러움과 같은 역효과도 충분히 이해하고 다룰 수 있어야 한다.

임상 현장에서 만나는 정신 장애 환자들

정신과에는 다양한 환자들이 있다. 심각한 정신 장애를 앓는 경우도 있지만 스트레스로 인한 정신적 고통과 증상을 가진 경우가 많다. 이런 환자들이 정신과에만 국한된 것은 아니다. 흔히 정신 질환이라고 알려진 조현병이나 조울병, 인격 장애, 알코올 의존증과 같은 질병이 한 축을 이루고, 치매와 같은 노년기의 질환, 자폐증과 ADHD와 같은 소아청소년기 질환도 있다. 가장 흔하게 나타나는 것은 불안 장애 혹은 공황 장애, 우울증, 화병, 스트레스 관련 장애들이다. 어쩌면 누구나 한 번쯤 겪을 수 있는 증상으로 단지 정신과를 방문하느냐 아니냐의 차이만 있을 뿐이다. 심각하지 않아서, 드러내고 싶지 않아서, 시간이 지나면 나아질 것이라 생각해서 굳이 정신과를 방문하지 않는 것이다.

명상은 이러한 정신적 고통을 겪는 사람에게 필요하다. 특히 자신의 고통을 인지하고, 고통으로부터 벗어나고자 하는 의지가 있는 사람에게 효과적이다. 다른 어떤 치료보다 환자 자신의 노력이 중요하기에 그렇다. 이런 정신적 고통은 자극으로부터의 반응에서 시작해 자극이 없을 때도 고통이 지속되는 장애와 질병까지 다양하다. 때로는 성격 변화로 이어지기도 한다. 명상은 이런 정신적 고통에 단계별로 접근하게 된다.

정신 장애 환자에게 적용될 수 있는 명상
-단계별 접근

정신 장애 환자에게 적용되는 명상은 단계별로 변화하는 환자의 특징을 고려해 실행하게 된다.

1. 스트레스로 가장 먼저 나타나는 놀람과 분노

스트레스를 받았을 때 첫 번째 반응은 놀람이고 이를 해결하기 위한 첫 감정은 분노가 된다. 신체적으로는 교감신경의 과흥분으로 인해 몸은 긴장 상태가 되고 이에 저항하기 위해 기운은 위로 치받아 오르게 된다. 화병 환자 가운데 초기에 나타나는 현상이다. 자극에 대한 즉각적인 반응으로 놀람과 분노가 일어나고 사람에 따라 공격적인 행동으로 나타나기도 한다. 짧은 시간의 반응이기 때문에 이 상황을 넘기는 것이 우선 중요하다. 명상을 진행할 때는 분노라는 정서를 조절하는 데 초점을 둔다. 교감신경의 긴장과 부교감신경의 이완을 이해하고 호흡법을 적용한다.

수식관 호흡법

외부의 자극으로 변화된 자신의 리듬이 스스로의 리듬을 찾아갈 수 있는 가장 기본적인 명상 수단을 확보한다. 호흡법 가운데 숫자를 세면서 진행하는 수식관은 호흡법을 진행할 때 오직 숫자에만 집중하기에 가장 먼저 실행할 수 있는 쉬운 방법이다.

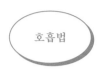

호흡법

호흡법 가운데 특히 내쉬는 숨을 길게 하여 부교감신경을 강화함으로써 과긴장 상태에서 즉각적으로 벗어나도록 한다. 들이마시는 숨 3, 내쉬는 숨 4 정도로 내쉬는 숨을 길게 하면서 몸과 마음이 이완되는 것을 확인한다. 이완 이후에 분노 정서가 안정되는 것을 확인한다.

2. 해결하지 못해 나타나는 갈등과 불안

스트레스가 지속되는 상태에서 이를 해결하지 못하면 갈등으로 이어지게 된다. 해결을 위해 싸워야 하는지, 피해야 하는지를 판단하고 결정해야 할 때 어느 것도 하지 못하면 불안으로 이어진다. 기운은 올랐다 내렸다 갈피를 잡지 못한다. 불안 장애 환자들은 안절부절못한다. 이러지도 저러지도 못하는 상황이 지속되어 힘들어지고, 과거의 경험이나 기억과 연결되면서 판단과 결정을 미루게 된다. 무엇인가 나를 괴롭히는데 이를 피할 수 없는 상황에서 어떤 결정이라도 내려야 편해진다. 명상을 진행할 때는 과거나 미래가 아닌 지금 이 순간에 머무르는 마음챙김 기술을 습득하는 것이 중요하다.

알아차림 정좌명상

마음챙김명상을 통해 지금 여기에 머물러서 과거의 기억에 의한 억울함이나 분함, 미래에 대한 걱정과 불안을 조절하고 현재 상태를 받아들일 수 있는 여유를 만든다. 지금 이 순간으로 돌아오게 되면 과거나 미래가 아닌 현재에 머무를 수 있다.

불안으로 인해 나타나는 심장의 두근거림 증상은 호흡을 통해 조절 가능하다. 호흡을 하면서 심장을 관찰한다. 심장 리듬의 빠르기와 강도가 조금씩 자신의 리듬을 찾아 안정되는 것을 확인한다.

3. 저항하지 못하고 포기하면서 나타나는 무기력과 우울

저항할 수 있는 힘이 없거나 문제를 해결하지 못하는 상황이 지속되면 자포자기하고, 신체적으로 무기력해지고, 정서적으로 우울해진다. 기운은 무겁고 아래로 가라앉게 된다. 우울증은 정신 장애 가운데 비교적 후반부에 나타나는 현상이다. 스트레스 상황을 더 이상의 저항 없이 받아들이는 과정에서 무기력과 우울이 생긴다. 문제를 해결하기 위해 에너지가 필요한 단계다. 명상을 진행할 때 활력을 회복하는 것이 무엇보다 중요하다. 명상을 하면서 자신이 가지고 있는 자연 치유력과 에너지를 확인한다.

'음식', '맛', '먹기'에 대한 순수한 호기심을 유발하고 그 과정에서 있는 그대로의 감각을 느껴 본다. 천천히 먹기에 대한 알아차림을 하는 과정에서 잊었던 식욕이 유발될 수 있고 이를 통해 무기력에서 벗어날 수 있도록 한다. 먹기 명상을 하면서 먹음으로써 얻는 에너지를 느끼고, 이것이 우울감에서 벗어나기 위한 힘이라는 것을 확인한다.

기 수련
가운데
축기

활력을 확인하고 저장하기 위해 기운을 축적하는 방법을 모색한다. 기운을 확인하는 작업을 통해 문제를 해결할 수 있는 자신감을 회복한다. 먹기명상은 기를 저장하는 축기 기공으로 연결된다. 기가 몸에 저장되어 힘이 생기는 것을 확인한다.

4. 오랜 정신적인 문제로 나타나는 신체 증상

정서적인 문제가 해결되지 않는 상태가 길어지면 정서적 괴로움은 신체적 고통으로 이어진다. 두통과 같은 통증을 비롯해 수면 장애, 소화 장애 등이 나타나고 심하면 신체 질병과도 연결된다. 이른바 정신신체 장애, 즉 정서적인 문제를 가지고 있으면서 여러 신체 증상을 가지거나, 신체 질환을 앓고 있으면서 정서적인 문제가 원인 혹은 악화 요인이 되는 상태로 고혈압이나 심장 질환, 내분비계의 질환에서 흔하게 나타난다. 정서적인 문제와 신체적인 문제를 분리하여 각각에 맞는 치료가 진행되어야 한다. 명상을 진행할 때는 신체적인 증상을 개선하는 것을 목표로 둔다. 기공을 융합해 고통과 괴로움을 스스로 조절하는 힘을 키운다.

걷기명상

대지 위에 서 있는 감각, 천천히 걸어 보는 감각을 느끼며 통증과 여러 증상이 있는 가운데서도 내가 할 수 있는 활동인 '걷기'를 통해 일상의 리듬을 회복하며 활력을 얻고자 한다. 활력을 통해 증상을 개선할 수 있음을 확인한다.

기 수련
가운데
행기

뭉쳐 있는 기운을 풀어내기 위해 기의 순환을 모색한다.
뭉쳐 있는 기운을 풀어내면 신체적 증상 특히 통증을 조절
하는 데 도움이 된다. 걷기명상은 기를 운행하는 행기 기
공과 연결된다. 기를 손끝과 발끝까지 전달해 몸 전체로
순환하는 것을 확인한다.

5. 스트레스가 자신의 특성이 되어 버린 성격

스트레스를 받다 보면 그 상황에 적응하기 위해 성격이 바
뀌기도 한다. 성격이 바뀌면 증상 역시 더 쉽게 나타나는데, 가
벼운 자극에도 반응하고 심한 경우 자극이 없을 때도 증상이 나
타나게 된다. 성격을 탐색하고 자신의 본래 모습을 찾아내는 것
이 필요하다. 성격의 문제는 스트레스에 대한 적응의 결과라 할
수 있다. 스트레스 이전에 어떤 성격이었는지를 찾아보아야 한
다. "나는 누구인가?"와 같은 주제로 자신을 탐색하고 자신의
본래 모습을 찾아내는 것이 필요하다. 명상을 진행할 때 자신에
대한 깊은 이해를 추구한다. 명상 상태에서 자신을 만나게 되면
자신에 대한 이해의 폭이 넓어지고, 자신의 모습을 받아들일 수
있는 역량이 강화된다.

화두선

성격은 환경에 적응하는 과정에서 생긴 자신의 특성이다.
"나는 누구인가?"라는 자문은 스트레스로 인해 변화된 자
신의 모습을 관찰하고 본래 자신의 모습을 탐구하도록 돕
는다. 자신이 최적의 상태로 돌아가기 위해 어떻게 해야
하는지를 찾아본다.

정신 장애 환자에게 추천하는 명상
-알아차림 정좌명상

정신적인 고통과 증상을 겪고 정신 장애를 앓으면서 변화하는 다양한 정서와 생각 때문에 힘이 든다. 이런 경우 우선 지금 여기로 돌아와 머물 수 있어야 하므로 명상 가운데 마음챙김 훈련이 필요하다. 그래서 알아차림 정좌명상을 실행하는데, 알아차림의 대상은 증상뿐 아니라 감정과 사고, 행동이 될 수 있다.

마음챙김은 과거의 억울함과 미래에 대한 불안으로 감정과 생각이 이동하는 것을 지금 여기로 돌아오도록 한다. 지금 여기에 돌아오면서 현재에 머물러 있도록 한다. 현재의 고통이 실제적 고통이 아닌 과거와 미래의 괴로움으로부터 왔음을 이해한다. 지금 여기에 머묾으로써 고통이 줄어드는 것을 경험한다. 자기 통찰을 통해 스스로 최적의 상태를 만들어 가도록 한다. 알아차림 정좌명상은 다음과 같이 실행해 볼 수 있다.

- ☑ 지금 이 순간 여기에 머물기 위해 들숨과 날숨의 호흡을 알아차림합니다.
- ☑ 호흡을 반복하면서 들숨과 날숨으로 이어지는 자신의 호흡을 관찰합니다.
- ☑ 호흡을 하면서 아랫배의 오름과 내림을 관찰합니다.

- ☑ 언제든 호흡 관찰로 돌아올 수 있음을 확인합니다.
- ☑ 일어나는 감정을 확인합니다.
- ☑ 감정을 확인한 후 다시 호흡으로 돌아옵니다.
- ☑ 일어나는 생각을 확인합니다.
- ☑ 생각을 확인한 후 다시 호흡으로 돌아옵니다.
- ☑ 불편한 감정이 지금 이 순간 어떻게 변화하는지 관찰합니다.
- ☑ 불편한 생각이 지금 이 순간 어떻게 변화하는지 관찰합니다.
- ☑ 지금 이 순간 호흡을 관찰하면서 온전히 머물고 있음을 이해합니다.
- ☑ 괴로움과 증상을 확인하고 마음챙김을 통해 조절되는 것을 확인합니다.

4 장

만성 통증을

치료하기 위해

명상하기

통증은 신체적인 자극이나 손상으로 인해 느끼는 불쾌한 감각이고, 고통은 통증에 대한 정서적이고 주관적인 반응이다. 통증은 객관적으로 측정할 수 있는 반면, 고통은 개인의 경험과 태도뿐 아니라 문화와 사회적인 요인에 영향을 받는다. 통증 측정은 환자의 주관적인 호소를 기반으로 한다.

만성 통증 환자들은 MRI와 같은 고가의 진단 기구를 통해서라도 통증의 원인을 찾고 싶어 하지만, 여전히 원인이 밝혀지지 않은 통증으로 고통받는다. 만성 통증 환자들은 때로 병원에서도 환영받지 못한다. 만성 통증은 표준적 치료에 잘 반응하지 않기 때문이다. 치료에 반응했다가 다시 악화되길 반복한다. 통증이 여기저기서 나타난다. 원인을 찾기 위해서는 통증이 일정 부위에, 일정한 형태로 나타나야 하는데 증상의 부위가 다양하고 통증이 나타났다 사라지기를 반복한다. 심리적인 문제가 동반되는 경우도 있다. 자신의 감정에 따라, 그날의 컨디션에 따라 변화무쌍하다. 명상 치료를 의뢰받게 되는 만성 통증 환자들의 모습이다.

환자 C는 교통사고 이후 두 달 넘게 치료를 받았지만 증상이 계속됐고 소화가 안 되고 잠도 잘 못 잔다. 이런 생활이 길어지면서 짜증과 분노가 일어난다. 사고에 대한 원망과 앞으로 어떻게 살아야 할지에 대한 걱정으로 하루를 보낸다.

환자 C-1의 통증은 다양한 방식으로 나타난다. 처음에는 골치 아픔에서 시작했지만 점차 두통으로 발전하게 됐는데 아픈 부위도, 양상도 다양하다.

환자 C-2는 허리와 무릎의 통증을 겪고 있다. 통증이 시작된 후 여러 치료를 받았지만 그때뿐이다. 수술을 권유받았지만 수술 이후에도 통증이 지속되는 경우가 많다고 들어 쉽게 결정을 내리지 못하고 있다.

환자 C-3은 통증의 양상이 다양한데 특히 몸 여기저기서 나타나 고통이 심하다. 진통제도 별반 효과가 없고, 활동량이 줄고 식욕도 줄고 피로하지만 잠을 자기도 힘들다.

명상을 의료 현장에 적용한 카밧진도 그 첫 사례는 통증 환자였다. 카밧진은 통증 환자로부터 붓다의 가르침을 통찰했을 것이다. 카밧진의 책『마음챙김명상과 자기치유』는 인간이 가지고 있는 기본값(Default Value)이 고통이라는 것을 강조하고 있다. 우리는 태어나는 것 자체가 고통이다. 이것은 벗어날 수 없는 인간의 숙명과도 같은 것이다. 애써 벗어나려고 한다면 더욱 고통을 느낄 수 있기에 우선 받아들임을 실천하는 것이다. 만성 통증 환자들은 통증이 없는 날 도리어 불안해지기도 한다. 그러다 통증이 나타나면 올 것이 왔다고 생각하며 안도하기도 한다. 그야말로 통증은 늘 함께 하는 일상인 것이다.

통증에 대한 통합적 이해

통증은 뇌가 만들어 내는 감각이다. 신체에 부상이 발생하면 해당 부위의 정보가 신경망을 통해 뇌로 전달되고 특정 회로를 활성화시킨다. 이 과정에서 뇌로 향하는 다양한 신경과 세포가 활성화되고, 특정 세포를 활성화시키거나 차단해 통증을 조절하고 완화할 수 있다. 더불어 통증이 뇌로 향할 때 신경 신호는 감정, 인식 등의 여러 정보와 통합되어 통증을 만들어 내기 때문에 통증은 주관적일 수밖에 없다. 같은 부상을 입어도 사람마다 또는 상황에 따라 느끼는 통증의 강도가 다르다는 것이다. 이를테면 팔이나 다리가 부러지는 심각한 부상을 입었더라도 생명의 위협을 느끼는 상황에 처하면 기존의 통증은 무시하게 된다.

　일상에서 통증은 너무 흔하다. 스트레스로 정신적 긴장이 발생하고, 이 긴장 상태가 지속되면서 생기는 근골격계의 갖가지 통증을 긴장성근육통증후군(Tension Myositis Syndrome)이라고 한다. 우리가 알고 있는 대부분의 통증이 이와 연관된다. 만성 통증 역시 그렇다.

　긴장성근육통증후군은 통증의 기전을 자율신경계의 문제와 산소 결핍으로 설명한다. 긴장으로 자율신경계가 반응하고 근육이 수축해 결국 혈액 순환에 이상이 발생한다는 것이다. 심리학적 관점에서는 긴장, 스트레스뿐 아니라 열등감, 불안, 나르시시즘, 분노, 억압된 감정에 대한 신체의 방어로 인해 통증이 발생한다고 본다. 특정한 정서 상태가 자율신경계를 통해 특정 근육, 신경, 힘줄, 인대의 혈관 수축과 산소 결핍을 일으키는데 주요 증상인 통증과 감각의 이상, 운동 신경의 이상 역시 산소 결핍 때문이라고 이해된다. 이는 분노와 불안으로부터 도망치려는 목적을 가진 것으로 신체 조직의 증상에 너무 집착하면 오히려 증상을 지속시킬 수 있다. 이와 같은 이유로 통증은 생리적 측면과 심리적 측면 즉 몸과 마음을 통합적으로 보아야 해소할 수 있다.

　통증의 증상은 그야말로 다양하다. 허리, 목, 무릎, 팔, 손목 등의 부위에서 통증, 뻣뻣함, 마비감, 약화 등이 나타난다. 증상이 종종 다른 부위로 이동하는 경우가 있다. 통증 환자 중 상당수가 두통, 편두통, 속쓰림, 위궤양, 대장염, 과민성대장증후군 등 정신적 긴장과 관련된 질환을 앓고 있다.

　치료에 앞서 우선적으로 환자의 일상에서 심리적으로 충격을 줄 만한 사건들이 있었는지 살펴본다. 외부 요인으로 전직, 결혼, 가족의 질병, 경제적 위기 등을 살피고, 내부 요인으로는 너무 양심적이거나 책임감이 강한지 혹은 완벽주의 성향이 있는지를 살펴 심리적 문제가 무엇인지를 찾아본다. 그리고 통증의 목적은 환자로 하여금 주의를 몸으로 돌리도록 하는 것이라는 점을 교육하고, 환자가 신체 증상을 무시하고 심리적인 면에 초점을 맞추도록 한다.

　한의학에서는 이러한 현상을 인간의 감정이 소통, 순환되지 않으면서 울체가 되어 기의 원활한 흐름, 인체의 장부와 근육에 영향을 주고 그것이 통증과 연관된다고 해석한다. 그래서 '기(氣)'와 '통(痛)'을 연결해 설명한다. 불통즉통(不通卽痛) 통즉불통(通卽不痛) 즉, 소통하지 않으면 통증이 생기고 소통하면 통증이 없어진다는 것이다.

　이와 같이 통증은 몸과 마음의 통합적 이해가 필요하다. 통증에 대한 통합적 이해를 강조한『통증혁명』[49]에서는 "무의식 속에 쌓인 화는 우리가 대면하기 꺼리는 감정이다. 특히 착하고 완벽주의 성향이 있는 사람들은 자신이 무언가에 화를 낸다는 사실 자체를 인정하기 어려워한다. 따라서 몸에 통증을 일으킴으로써 감정이 아닌 신체로 자신의 주의를 돌리는 것이다. 몸을 아프게 함으로써 분노와 걱정을 회피하고 억압하는 뇌의 위장술인 셈이다."라고 설명하고 있다.

만성 통증 환자 C그룹은 모두 고통이 통증에만 한정되어 있지 않다. 과거에 대한 원망과 미래에 대한 걱정이 있다. 통증의 양상은 다양하고 시시각각 변화해 예측할 수 없다. 진통제 치료나 수술로 문제가 완전히 해결되는 것도 아니다. 통증으로 기본적인 삶의 질이 떨어진다. 불면증이 이어지고 소화 장애가 생기며 무기력이 나타나 병을 이겨 낼 힘이 없어진다. 명상이 필요한 이유도 여기에 있다.

통증에 대한 뇌과학의 입장을 다룬 『통증의 뇌과학』[50]에서는 통증을 극복하는 방법으로 명상을 제시한다. 책에서는 "명상은 고통을 덜어 주는 것이 아니라 자아를 더 많이 알고 기억과 감정을 통제함으로써 마음을 고요히 하기 위해 고안됐다."고 설명한다. 명상으로 주의를 집중적으로 기울이는 동안 방해가 되는 고통, 생각, 경험을 평가한 후 중요하지 않은 것으로 무시하는 개방 모니터링인 위파사나를 통해 통증에 대한 자극을 고통으로부터 분리하는 것이다.

통증 평가

흔하디 흔한 통증이라고 해도 진단과 평가가 쉬운 것은 아니다. 병원에서 아무 이상이 없다는 말을 들어도 아픈 사람은 아프다. 이렇게 아픈 통증이 진짜인지 혹은 가짜인지를 찾아내는 노력이 있기는 하지만, 그럴수록 통증을 가진 환자의 고통은 더욱 커진다. 통증은 원인과 이유, 아픈 정도가 매우 다양하다. 또 통증은 주관적인 증상이며 보이는 것만으로 정확히 진단하기 어렵다. 그렇기에 통증의 여러 요소를 고려해 평가해야 한다.

1. 통증의 위치

어디가 아픈지 확인하기 위해 인체 그림에 통증 부위를 표시한다. 통증이 느껴지는 부위에 원을 그리고 그중 가장 통증이 심한 곳에 X표를 한다. 연관통(장기의 통증이 피부 위에서 느껴지는 통증), 방사통(신경이 손상되어 통증 부위가 옮겨 다니듯 일정하지 않은 통증) 여부를 살필 수 있다. 우선 통증을 객관적으로 관찰하는 것이 필요하다.

2. 통증의 성격

어떤 방식으로 아픈지를 확인한다. 칼로 찌르는 듯 날카롭게 아프다든지, 둔기로 맞은 것 같다든지, 저리다든지 하는 주관적인 통증의 느낌을 평가한다. 통증의 특성은 원인을 찾는 데 중요한 단서가 되므로 가급적 환자가 직접 자신의 증상을 자세히 설명하는 것이 좋다. 통증을 객관적으로 관찰하는 방법 중 하나다.

3. 통증에 영향을 미치는 요인

통증을 느낄 때 통증을 더 심하게 하는 것이 있는지 혹은 반대로 덜 아프게 만드는 것이 있는지 확인한다. 예를 들어, 환자가 앉으면 덜 아픈데 누우면 더 아프다고 말한다면 자세가 통증에 영향을 미치는 요인이 된다.

4. 통증의 강도

얼마나 아픈지 확인한다. 통증을 등급으로 나눠 평가한다. 통증의 정도를 0에서 10까지로 나눠 심각도를 스스로 표시하도록 한다. 때로는 숫자가 아닌 그림으로 등급을 표시하기도 한다. 이 역시 통증을 객관적으로 평가하는 방법이다.

5. 통증의 시작 및 시간적 양상

통증의 시작 시기와 지속 시간을 알아본다. 통증의 양상에 따라 급성 통증과 만성 통증, 돌발 통증으로 구별할 수 있다. 급성 통증은 갑작스럽게 아픈 경우, 만성 통증은 아픔이 오랫동안

지속된 경우, 돌발 통증은 급성 혹은 만성 통증 중 평상시의 정
도를 넘어 일시적으로 악화된 통증을 말한다.

위와 같은 방법으로 통증을 평가하면 이제까지 '못 견디는
통증' 혹은 '죽을 것 같은 통증'이라 느꼈던 것이 '어느 정도의
통증', '몇 점 정도의 통증', '어디서, 어떻게, 무엇 때문에 나타
난 통증'으로 변하게 된다. 이와 같은 객관적 통증의 관찰은 그
자체로 치료에 도움이 된다. 우리의 삶이 늘 그렇듯 완전하고 완
벽하게 통증이 없는 경우는 흔치 않기에 '어느 정도 견디고 살아
갈 수 있는 통증'으로 고통의 정도를 변화시키는 것은 무척이나
중요하다.

통증의 치료

통증을 호소하는 환자에게는 다양한 치료가 제공된다. 임
상 현장에서 환자는 의료적 개입을 통해 통증이 조절되기를 바
란다. 그렇지만 통증과 고통이 혼재된 경우에는 심리적인 개입
이 필요하고, 환자 스스로 치료에 참여해 관리할 필요가 있다.

약물 치료에 쓰이는 통증 완화제(진통제)는 통증을 치료하
는 데 사용되는 주요 약물로 비아편계 진통제, 비스테로이드성

항염증제, 아세트아미노펜, 아편계 진통제, 보조 진통제가 있다. 항우울제도 활용된다. 정신 장애 치료 약물인 항우울제가 통증 치료에 쓰이는 것을 보면 정신적 고통이 통증과 밀접한 연관이 있음을 알 수 있다.

물리 치료로는 도수 치료, 추나 치료, 운동 치료가 있다. 통증 부위에 얼음찜질 혹은 온열찜질을 하면 통증이 줄어든다. 신경조절법은 전기 자극을 사용해 신경이 통증을 처리하는 방식을 변경하도록 하는 것으로 경피 전기 신경 자극, 척수 자극, 말초 신경 자극 등이 있다. 물리 또는 작업 치료는 만성 통증을 완화해 활동을 잘할 수 있도록 돕는다.

침과 뜸 역시 많이 활용된다. 통증의 부위를 확인하며 직접 그곳을 치료하는 방법으로 아시혈 혹은 근위취혈이 있고, 통증의 연결선상에서 치료하는 방법으로 방사통, 트리거 포인트를 활용한다. 때로는 통증 부위와는 다른 손발 등에 침을 놓는 경우가 있는데 경락 혹은 원위취혈 방법이다. 침과 뜸은 뭉친 곳을 풀어 주는 방법과 기의 소통을 원활하게 해 주는 방법이 있으며 자극을 통해 과도한 긴장 이후의 이완을 목표로, 침을 통해 주의를 분산하는 방법 등이 활용된다.

심리 치료로 활용되는 생체되먹임(바이오피드백) 및 기타 인지적 기법(이완 훈련, 최면 및 주의 산만 기법 등)은 환자들이 각자의 관심을 집중하는 방식을 변화시켜 통증을 조절 및 경감하거나 이에 대처하도록 도움을 줄 수 있다. 주의 산만 기법을 통해 통증을 느낄 때 조용하고 편안한 장소에 있는 자신의 모습을 시각화하는 법을 배울 수 있다. 인지 행동 요법은 통증 및 통증 관련 장애를 줄이고 환자의 대처를 도와줄 수 있다. 사람들이 통증의 영향과 제약보다 통증에 대처하는 데 집중하도록 도와주는 상담 등이 대표적이다. 여기에는 환자와 가족이 통증 관리를 위해 협력하는 데 도움이 되는 상담이 포함될 수 있다.

기타 보완대체 치료는 그야말로 다양하다. 수기 및 신체 기반 요법(척추 교정 요법 또는 정골 도수 치료, 마사지 요법), 에너지 기반 요법(치료적 접촉, 기치료), 심신요법(명상, 요가, 태극권) 등이 활용된다. EFT(감정 자유 기법)는 부정적인 에너지로 막혀 있는 기를 경락 두드리기를 통해 풀어 주는 방법으로 과거의 트라우마와 통증의 연결 고리를 끊어 주는 작용을 한다. 요가와 태극권은 움직이는 명상과 기공이라고 할 수 있는데 기의 순환을 도와주어 통증을 조절한다. 기공은 기를 활용한 치유적 접촉을 하기도 한다. 감기(感氣)를 통해 기를 확인하고, 기를 자신의 몸에 축적하고, 기를 적극적으로 활용한다. 기공과 유사한 방법으로 소개되는 레이키(Reiki)는 영기(靈氣)의 일본식 발음으로 만물에 깃들어 있는 우주의 신성한 에너지를 뜻하는데, 1900년대 초 일본의 우스이 미카오에 의해 창안돼 미국을 거쳐 지금은 전 세계에서 널리 사용되는 기치유 요법의 일종이다.

통증을 치료하는 명상

명상으로 통증을 조절하는 사례에 대한 연구 결과들이 있다. '마음챙김명상은 통증 관련 지표를 개선시키는가?'[51]라는 질문에 명상은 기존 치료, 대기군, 교육 및 지지 요법군에 비해 유의하게 통증을 개선한다는 보고가 있다. 또 통증 관련 지표 가운데 특히 우울감, 신체 및 정신적 삶의 질에 도움을 주어 통증의 강도 조절에 기여한다는 보고도 있다. 통증 환자는 통증 외에도 다양한 고통을 겪는다. 이런 고통을 통증과 함께 다스려 주는 것이 명상이다.

통증 치료에서 명상이 어떻게 작용하는지를 정리해 보면 다음과 같다. 먼저 명상은 통증에 대한 객관적 시각을 가지도록 한다. 통증을 있는 그대로 바라보면 통증에 휩싸이지 않을 수 있다. 명상으로 통증을 관찰한다. 통증을 바라볼 여유를 가지는 것이다. 여유를 가지고 보면 통증의 부위, 양상, 정도를 찬찬히 관찰할 수 있다. 명상은 통증과 고통을 구별한다. 객관적 시각으로 통증을 관찰하면 실제적인 통증과 이에 동반되는 고통을 구별할 수 있다. 고통에는 심리적 고통과 신체적 고통이 있는데 이 고통이 심할수록 통증 역시 커진다.

명상은 통증의 역치를 높인다. '죽을 것 같은 통증'이 아닌 '몇 점 정도의 통증'으로 인식하게 되면 통증을 견딜 수 있는 능력이 커진다. 명상을 하면서 통증을 수용한다. 통증을 인간이 가진 기본값으로 인식하면 통증을 받아들이는 자세를 가질 수 있다. 그야말로 '삶은 고(苦)'라는 사실을 받아들일 수 있는 것이다.

명상을 하면서 통증을 재해석한다. 통증이 고통과 합쳐지면서 자신의 삶에 대한 후회나 미래에 대한 불안 등으로 확장되는데, 현재의 통증이 비로소 나를 쉬게 해 주었다는 생각을 가질 수도 있다. 명상은 기존 치료와 함께 진행한다. 진통제나 수술, 침이나 뜸, 여러 물리 치료도 함께 진행할 수 있다. 명상은 대체적 방법일 수도, 보완적 방법일 수도 있다.

명상의 여러 방법 가운데 통증을 조절하기 위해 이완 훈련과 호흡법이 활용되는데 이는 마음챙김 훈련을 기반으로 수행한다. 통증에 대한 명상의 효과에 대한 기전이다. 긴장을 줄이는 목적으로 이완 훈련이 활용된다. 자신의 리듬을 찾아가는 목적으로 호흡법이 활용된다. 통증에 대해 객관적인 시각을 갖도록 도와주는 방법으로 마음챙김 훈련이 활용된다.

이완 훈련은 감각에 대한 마음챙김의 방법을 활용한다. 대표적인 방법으로 사용되는 바디스캔은 신체 감각에 주의를 두는 명상법으로, 전신을 순차적으로 관찰해 집중이 주는 이완의 효과를 전신에 적용하게 된다. 특히 자신의 몸의 통증을 비롯한 불편함을 탐색, 즉 스캔하여 고통을 바라보고 수용할 수 있도록 돕는다. 이러한 훈련법의 저변에 마음챙김이라는 기전이 작용한다.

호흡은 들숨과 날숨을 규칙적으로 반복 시행하는데 안정과 이완에 효과적이다. 호흡법은 집중명상에서 대표적으로 활용된다. 호흡에 집중하거나 호흡을 마음챙김의 대상으로 삼아 진행하며 집중과 이완, 마음챙김을 함께 한다. 호흡은 규칙적으로 자신의 리듬을 찾아가도록 하며 특히 호흡을 느리게 하면 대사를 최소화해 통증 조절에도 기여한다. 통증에 대한 명상의 효능을 이해하기 위해서는 마음챙김을 알아야 한다.

마음챙김 명상이 통증을 조절하는 방식

마음챙김은 의도적으로 개방성과 판단하지 않는 태도로 주의를 기울임으로써 관점을 전환해 자기 조절을 통해 통증을 경감한다. 주의 조절을 통해 환자는 통증이 발생한 '사실'과 그로 인한 '고통'을 분리해서 인식하게 된다. 통증이 느껴질 때면 자동반사적으로 불안하고 우울한 감정과 생각이 꼬리를 물고 일어난다. 마음챙김은 이런 자동적이고 습관화된 연결을 끊어 주어 통증을 조절할 수 있다. 통증의 강도를 직접적으로 낮추기보다는 통증의 불쾌감을 낮춤으로써, 통증과 불쾌감 사이에 발생하는 악순환을 멈추고 궁극적으로 통증의 강도 자체를 줄이게 되는 것이다.

교통사고를 겪은 후 만성 통증에 시달리는 환자가 있다. 그는 매일 아침 눈을 뜰 때부터 통증이 걱정이다. 오늘 하루 어떻게 보낼지 걱정이 앞선다. 바로 이 걱정과 통증을 분리해야 한다. 마음챙김으로 먼저 판단하지 않고 있는 그대로 인식하는 훈련을 함으로써 통증과 싸우지 않게 되면 통증에 매몰되지 않고 거리를 두고 관찰할 수 있다. 그리고 통증으로 발생하는 부정적인 생각과 감정으로 이어지지 않도록 한다. '오늘 하루를 또 망쳤다.'는 생각으로 넘어가지 않도록 하는 것이다. 이때 마음챙김을 다시 한번 되새기며 주의 조절 습관으로 뇌의 반응과 활성도를 변화시키면 의도적으로 주의를 조절하고, 거리를 두고, 받아들이는 태도를 가질 수 있다. 오늘 해야 할 일에 주의를 두고, 산책하면서 상쾌한 기분을 느끼고, 아침 식사를 하면서 맛으로 주의를 전환하는 것이다. 이처럼 마음챙김으로 통증과 이를 인식하는 뇌의 연결을 약화시키면 통증 불쾌감이 감소하고 통증의 강도가 줄어든다. 이렇게 하루를 다시 건강하게 살아가는 것이다.

통증을 다스리는 명상에 대한 실증적 연구 결과들이 있다. 명상 수행자들과 초심자에 대한 비교 연구는 명상을 꾸준하게 수행해야 할 당위성을 보여 준다. 장기간 명상 수행자 9명과 명상 경험이 없는 초심자 10명에게 집중명상과 관찰명상을 각각 수행하게 한 뒤 온도 자극에 노출해 통증의 강도, 통증의 불쾌감을 0에서 10까지 응답하도록 한 결과, 관찰명상에서 통증의 불쾌감 정도가 장기간 명상 수행자에서 유의하게 낮게 나타났음이 확인됐다.[52] 명상 수행자 12명과 명상 비수행자 15명을 대상으로 레이저로 일정 강도의 통증을 주는 실험[53]에서는 통증을 주기 전 통증에 대한 기대 반응을 측정하고 통증에 대한 불쾌한 강도를 응답받았다. 그 결과 명상을 오래 수행할수록 통증에 대한 불쾌도가 낮았으며, 통증의 예상 및 기대를 관장하는 기관인 중간전전두엽의 활성도와 통증에 대한 불쾌도가 명상 수행 그룹과 비수행 그룹에서 역의 상관관계를 나타냄을 보였다. 이를 통해 명상을 일정 기간 이상 수행한 사람은 명상을 수행하지 않은 상태에서도 통증에 대한 불쾌도에서 유의한 차이를 보인다는 점을 확인할 수 있다. 명상 비수행자에서는 내측전전두엽이 공포와 불안 등 부정적인 감정과 연계되어 활성화된 반면, 명상 수행자에서는 수용과 알아차림의 영역에서 활성화되었으리라는 가설을 제기해 볼 수 있다. 명상은 뇌를 변화시킨다.

물론 장기간 명상 수련자에게만 효과가 나타나는 것은 아니다. '끊임없이 감각을 알아차리며 마음의 평정심을 유지하는 것만으로도 통증이 개선될 수 있을까?'라는 의구심을 품은 한 수련생이 10일간의 위파사나 몰입명상에 참가해 자신을 객관적으로 관찰하며 통증에 대한 변화를 기록한 명상록[54]이 있다. 10일 간의 과정은 1일차 고귀한 침묵의 시작, 2일차 호흡과 감각의 알아차림, 3일차 끈기와 인내, 4일차 위파사나명상의 시작, 5일차 아딧타나(강한 결심의 명상), 6일차 사티(알아차림의 연속), 7일차 통증에 대한 집착 내려놓기, 8일차 감각에 대한 집착 내려놓기, 9일차 알아차림과 평정심의 균형, 10일차 자비의 명상으로 진행됐다. 일련의 다양한 명상법을 순차적으로 적용하며 통증을 줄여 나간다. 이를 정리해 보면 호흡과 감각의 알아차림을 통해 통증을 객관화하고, 통증에 대한 집착 내려놓기와 통증 이전의 감각에 대한 집착 내려놓기를 수행하고, 알아차림과 평정심의 균형을 만들어 통증에 빠지지 않도록 하고, 마지막으로 자비명상으로 마무리하는 과정이다. 만성 통증 환자라면 해 볼 만한 10일간의 도전이다.

만성 통증 환자에게 적용될 수 있는 명상 -단계별 접근

인간이 기본적으로 가지고 있는 고통은 통증과 관련이 있다. 통증은 감각에서 발생하는 것이지만 고통에는 심리적인 문제가 큰 비중을 차지한다. 임상 현장에서 통증을 호소하는 환자를 만나 보면 통증과 고통이 혼재되어 있는 상태인데 그 양상에 따라 단계별로 접근을 한다.

1. 자극과 고통

직접적으로 외부 자극을 받고 이에 대해 통증이 있는 경우다. 통증을 일으키는 가장 일반적인 원인은 인체 내·외부의 자극이다. 외부 환경으로부터의 자극이 있고, 인체 내부의 자극이 있다. 교통사고 환자는 외상으로부터 통증이 시작되고 암 환자는 내부 장기로부터 통증이 시작된다.

명상을 진행할 때는 통증이 자극에 대한 반응임을 이해하고, 통증이 지속적인 것이 아니라 변화하는 것이며 스스로 조절 가능함을 이해한다. 이러한 이해를 위해 마음챙김과 수용적 태도라는 명상법을 활용한다.

호흡관찰 수식관

외부의 자극으로 변화된 자신의 리듬이 스스로의 리듬을 찾아갈 수 있는 가장 기본적인 명상 수단을 확보한다. 자신의 리듬을 찾아갈 때 자극에 대한 고통을 받아들일 수 있다.

알아차림 정좌명상

마음챙김 대상에 대해 주의를 옮겨 가며 통증으로부터 잠시 벗어나는 경험을 하도록 한다. 마음챙김을 통해 관찰하면서 대상을 객관적으로 바라보면 통증이 변화하는 것을 이해하게 된다. 고통은 지속적인 것이 아닌 변화하는 것이고, 조절도 가능하다는 것을 관찰한다.

2. 수용과 고통

통증과 함께 다양한 고통이 있는 경우다. 통증은 감각으로 느끼게 된다. 통증을 느끼는 수용 감각에서 통증을 인지하고, 일정한 정도의 역치를 넘어서면 통증을 느끼게 된다. 신경이 통증을 인지하지 못하거나 역치를 넘지 않으면 통증으로 여기지 않는다.

통증은 다양한 증상과 관련이 있다. 열감이나 냉감, 마비감, 저린감이 동반되어 고통으로 이어진다. 자극은 객관적인 통증과 관련이 있지만 이후에는 다양한 증상이 동반되면서 고통이 발생한다. '예/아니오'의 인지와 0부터 10까지의 역치를 통해 통증을 평가한다.

명상을 진행할 때는 통증을 관찰하고 통증을 조절하는 방법을 익힌다. 관찰은 마음챙김명상과 관련이 있고 조절은 치유기공과 관련이 있음을 이해하고, 통증이 조절되는 것을 경험하도록 한다.

바디스캔

통증이 느껴지는 몸을 알아차림하며 고통을 한 발짝 뒤에서 느껴본다. 통증과 함께 나타나는 고통도 알아차림하고, 불쾌한 통증에도 변화가 존재하며 '불쾌함'이라는 감정을 내려놓았을 때 통증이 더 쉽게 받아들여질 수 있음을 알아차린다. 통증을 관찰하고 받아들임으로서 통증이 줄어드는 것을 경험한다.

치유 기공
수련

노궁혈에 따뜻한 치유의 에너지를 모아 통증이 느껴지거
나 불편한 부위에 가져다 대어 본다. 스스로의 몸이 치유
되기를 바라는 마음을 담아 변화를 살펴본다. 관찰하고 받
아들임과 동시에 통증에 적극적으로 접근하는 방법을 익
힌다.

3. 해석과 고통

고통이 반복돼 통증으로부터 벗어나지 못하는 경우다. 통
증을 느끼기는 하지만 통증에 대한 해석이 뒤따른다. 당연하게
있는 통증, 시간이 지나면 없어질 통증, 자신이 조절할 수 있는
수준의 통증인 경우는 일정 시간 동안 감내할 수 있다. 예측되지
않고, 사라지지 않고, 자신의 통제 밖의 통증일 경우 통증을 더
심하게 느끼게 된다.

통증을 잘 참는 사람과 그렇지 못한 사람이 있다. 통증을 조
절할 수 있는 사람과 그렇지 못한 사람이 있다. 이런 차이는 통
증의 특성(고통을 동반하는 통증, 고정되어 변하지 않는 지속적인 통증,
신체 활동에 제한을 주는 통증)과 개인의 특성(통증을 잘 참는 사람)으
로 나눠진다.

명상을 진행할 때는 통증을 받아들일 수 있는 역량을 키우
는 것에 주목한다. 통증으로 변화된 자신을 관찰하면서 통증과
자신을 분리해 통증을 객관적으로 보면 통증이 조절되는 것을
확인할 수 있다.

화두선

반복되는 통증과 고통이 나의 삶에서 어떤 의미를 갖는지에 대해 생각을 정리해 본다. 통증이 고통으로 이어지는 과정을 생각해 보고 통증과 고통의 연결을 끊어 낸다.

걷기명상

대지 위에 서 있는 감각, 천천히 걸어 보는 감각을 느끼며 만성 통증 가운데에서도 내가 할 수 있는 활동인 '걷기'를 통해 일상의 리듬을 회복하며 활력을 얻고자 한다. 이러한 리듬의 회복을 통해 통증을 스스로 조절할 수 있음을 확인한다.

4. 습관과 고통

고통이 일상이 되어 늘 고통과 함께 있는 경우다. 통증이 반복되면 어쩔 수 없는 통증으로 인지하고 이를 수용해 통증을 줄이는 경우가 있기는 하지만, 조절되지 않는 통증은 습관화되어 반복적인 고통과 예기 불안을 발생시킨다. 그러다 보니 항상 통증이 있다고 생각하게 되고 간혹 통증이 사라지거나 줄어들면 도리어 불안하고 다시 통증을 느껴야 안심하기도 한다.

습관화된 통증을 겪는 사람들은 지속적인 통증을 호소할 뿐만 아니라 이를 극복할 수 없는 재앙으로 받아들인다. 낫지 않는, 나을 수 없는 통증으로 인식하게 되면 생각, 감정, 행동이 모두 영향을 받는다. 만성화된 우울증이 통증으로 이어지는 경우에 이런 현상이 흔하게 나타난다.

명상을 진행할 때 통증이 생긴 원인을 다른 대상에 두지 않고 도리어 그 대상으로부터 자애로움을 확인하고 따뜻한 마음을 가지도록 연습한다. 통증을 초월적인 종교와 자연의 힘으로 조절할 수 있음을 경험하도록 한다.

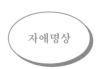

자애명상

만성 통증의 굴레에서 벗어나지 못하는 가운데서도 사랑하는 사람들, 나를 사랑해 준 사람들의 마음을 느끼고 더 나아가 '초월적인 존재'와 합일을 도모한다. 마음속에서 반복적으로 일어나는 갈등이나 억울한 마음을 '용서'해 보며 남아 있는 앙금을 털어 낼 수 있다. 따뜻한 마음이 차가운 통증을 조절하는 것을 경험한다.

만성 통증 환자에게 추천하는 명상
–바디스캔

만성 통증이 있지만 통증을 애써 무시하면 고통으로 변하게 된다. 만성 통증을 극복하기 위해 통증에 직면하는 방법으로 바디스캔을 한다. 바로 자신을 괴롭히는 통증을 피하지 않고, 찾고, 평가하고, 객관화하면서 마음챙김을 하는 것이다. 바디스캔으로 통증이 어디에 있는지 찾아본다. 통증의 양상, 특징, 정도를 알아차림하면서 통증을 객관적으로 바라본다. 통증과 고통

을 알아차림한다. 무엇이 통증인지, 무엇이 고통인지를 비교해
본다. 통증과 고통을 바라보며 이들이 시간이 지남에 따라 변화
함을 관찰한다. 이완을 통해 통증과 고통이 줄어드는 것을 경험
한다. 바디스캔은 다음과 같이 실행해 볼 수 있다.

- ☑ 먼저 심호흡을 하면서 몸과 마음을 이완합니다.
- ☑ 언제든 다시 이와 같은 안정된 상태로 돌아올 수 있음을 확인
  합니다.
- ☑ 통증이 어디에 있는지를 찾아봅니다.
- ☑ 머리끝부터 시작해 천천히 전신을 훑어 내리면서 아픈 곳을 찾
  아봅니다.
- ☑ 아픈 곳을 찾았다면 그곳에 머물러서 마음챙김을 합니다.
- ☑ 통증의 강도를 매겨 봅니다. 0부터 시작해 10까지 어느 정도인
  지 확인합니다.
- ☑ 통증의 양상과 성질을 관찰합니다.
- ☑ 호흡을 이어 가면서 들숨과 날숨을 하면서 통증이 변화하는지
  를 관찰합니다.
- ☑ 내쉬는 숨을 길게 하면서 통증의 변화를 관찰합니다.
- ☑ 통증이 어떤 일로부터 시작되었는지 떠올려 봅니다.
- ☑ 지금 이 순간 충분하게 이완된 상태에서 통증이 어떤지를 관찰
  합니다.

☑ 손바닥으로 통증 부위를 가볍게 접촉하며 손바닥의 따뜻한 기
  운을 확인합니다.

☑ 통증이 변화하는 것을 관찰합니다.

☑ 통증이 줄어드는 양상을 관찰합니다.

☑ 남은 통증이 있음을 알아차림하고 받아들입니다.

한의학으로
명상하기

명상과 한의학의 만남

미국에서 명상은 보완대체의학 가운데 과학적 근거가 높고 의료인의 수용 정도가 가장 높은 분야다. 한국에서는 보완대체의학이 활발하게 발달하지 못하고 있지만 대신 한의학이 그 역할을 하고 있다. 명상이 인도의 전통의학인 아유르베다의 치료법 가운데 하나라면, 기공은 한국의 전통의학인 한의학의 치료법 중 하나다. 아유르베다에서는 명상과 요가가 정신과 육체의 문제를 해결하는 것으로 나뉘는데, 한의학에서는 기공이 정신과 육체를 융합해 문제를 해결하는 특징이 있다. 특히 기(氣)라는 개념이 한약이나 침과도 연관되어 모든 치료법이 하나의 원리로 통합되어 설명되기도 한다.

기공과 명상은 전통적으로 아시아에서 발달한 마음 수련 혹은 건강 수련 방법이다. 기원을 따진다면 인도나 중국이라 할 수 있지만, 오래전부터 아시아 전역에서 수행되어 왔다. 기공과 명상은 수행법이나 목적에 유사한 점이 많아 때로는 융합되어 활용되기도 한다. 기공의 대표적인 훈련법인 단전호흡은 훈련하는 동안 정좌의 자세를 취하고, 호흡에 집중하며, 마음의 고요함을 유지하는데 이는 명상의 기본 수행법인 호흡법과 자세와 동작, 마음가짐에서 매우 유사함을 볼 수 있다.

　　둘의 차이를 살펴보면, 명상은 불교가 그 기원으로 깨달음을 목표로 설정하고 있으며 이를 위해 마음 수련을 중심으로 하는 과정을 두고 있다. 기공은 도교가 그 기원으로 건강을 목표로 설정하고 있으며 이를 위해 호흡 훈련을 중심으로 하는 과정을 두고 있다. 그렇지만 궁극적으로는 마음 수련을 위한 방법으로

기공과 명상의 비교

기공삼조	조신(자세 조절)	조식(호흡 조절)	조심(정신 조절)
MBSR	정좌명상 하타요가 걷기명상	호흡명상	건포도명상 바디스캔 현재에 머무르기
해석	바른 자세를 기반으로 한 이완 훈련	바른 호흡을 기반으로 한 호흡 훈련	바른 정신을 기반으로 한 정신 훈련

호흡이, 호흡의 안정을 위해 마음 다스리기가 필요하다는 점은 공통점이다. 또 깨달음과 건강이 인간 삶의 궁극적인 목표이기에 명상과 기공은 차이점보다는 공통점이 더 많다고 볼 수 있다.

기공과 기 수련

기공에서는 조절해야 하는 세 가지를 기공삼조(氣功三調)라 설명한다. 조신(調身)은 자각적으로 신체의 자세를 조정하고 일정한 동작을 진행하는 것으로 기공을 처음 배울 때 익히는 단계다. 조식(調息)은 자각적으로 호흡하고 호흡을 조절함으로써 음양을 조절하고 장부를 조화롭게 하며 경락을 소통시키는 것으로 수련의 중요한 환경을 조성한다. 조심(調心)은 자각적으로 심리 활동을 조절하며 방송(放鬆)과 의수(意守)를 통해 입정하고 정신을 기르는 것을 목적으로 한다.

기를 활용하는 방법은 세 가지로 나눠 설명할 수 있다. 감기(感氣)는 이완을 통해 기를 느끼는 것으로 의도적으로 마음을 두어 기를 느낀다. 축기(蓄氣)는 기를 자신의 몸에 축적하는 것으로 단전호흡과 같은 방법이 활용된다. 행기(行氣)는 기를 전신으로 순환시키는 것이다. 움직이는 기공인 동공(動功)으로 팔단금, 태극권 등의 방법이 활용된다.

기공과 기 수련은 한의학의 전통적인 방법이어서 중국에서 활발하게 연구되고 임상에서 활용되었다. 그러나 중국에서 파룬궁[法輪功]이 정부의 규제를 받은 후 급속하게 위축됐다. 특히 정신 훈련은 철저하게 금지되었기에 이후에는 신체 움직임에 한정된 기공이 주류를 이루게 되었다. 그렇기에 태극권, 팔단금, 육가결, 오금희, 역근경과 같은 방법이 많이 적용되었고 기공 프로토콜에서도 움직임에 기반한 내용이 많아지게 됐다.[55] 하지만 기공이 정서를 다스리는 기전을 논의할 때는 마음챙김을 주요한 기전으로 설정하고 있다.[56] 기공과 명상이 정신을 다루는 방식은 동일한 기전을 가지고 있다고 볼 수 있다.

마음챙김과 기공 훈련

한의학 임상 현장에서는 명상과 기공을 접목한 프로그램이 개발됐다. 특히 정신적인 문제를 해결하기 위해 기공에 마음챙김이 결합된 마음 다스리기 방법이 채용됐고, 직접적인 치유를 위한 기 다스리기 방법이 채용됐다. 이 프로그램은 인체가 가지고 있는 생기(生氣), 즉 자생력을 극대화해 질병을 극복하고 건강을 회복하기 위한 훈련이다. 마음챙김이라는 마음 조절을 시작으로 기를 활용해 의학적 도움을 줄 수 있는 방법이다. 프로그램을 운영할 때는 자신이 가지고 있는 기운을 확인하고 이를 적극적으로 활용한다.

자생력 증진을 위한 마음챙김과 기공 훈련(MQT, Mindfulness and Qigong Training for Self-Healing)은 자생력이 자신의 건강을 지키고 질병을 치유하는 원동력임을 이해하는 것에서 시작한다. 자생력을 키우기 위해서는 인체가 '균형과 조화', '순환과 교류'를 원활하게 이루도록 하는 것이 중요하다. 이를 위해 명상 기반과 기공 기반의 프로그램을 수행한다. 프로그램은 인체를 최적의 상태로 만드는 것을 목표로 시행된다. 이는 자생력을 극대화하는 것을 의미한다. 명상의 핵심 키워드는 마음챙김이고 기공의 핵심 키워드는 기(氣)다. 마음챙김과 기는 이 훈련을 통해 함양한 자원이 된다.

프로그램은 8회기를 기본으로 한다. 1회기 당 2시간 정도의 시간이 요구되며 상담과 교육, 실습으로 진행된다. 상담으로 회기의 주제를 도출하고 교육으로 주제에 대한 이해를 도모한다. 그리고 실습을 통해 주제를 몸과 마음으로 확인하고 자신이 수행할 수 있는 훈련법으로 익힌다.

1회기에는 전체 프로그램의 성격을 파악하고 훈련을 통해 달성하고자 하는 목표와 목표를 달성하기 위해 수행해야 할 내용을 이해한다. 질병 치유를 위해서는 자기 치유력인 자생력을 키우는 것이 목표임을 확인한다. 2회기부터 4회기까지는 명상

프로그램의 구조

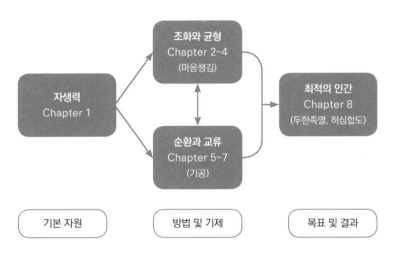

기반 프로그램으로 명상 훈련을 하며 중요하게 생각되는 호흡법과 이완법을 익히고 기본적 원리인 마음챙김을 이해한다. 또 이를 일상에서 꾸준히 수행할 수 있도록 학습과 연습을 진행한다. 5회기부터 7회기까지는 기공 기반 프로그램으로 기공 훈련을 하며 기를 느끼는 감기, 기를 축적하는 축기, 기를 운용하는 행기를 익히고 기본적 원리인 기를 이해하도록 한다. 또 이를 일상에서 꾸준히 수행할 수 있도록 학습과 연습을 진행한다. 8회기는 회기를 마치면서 명상과 기공 훈련으로 확인된 최적의 상태를 경험하고, 이러한 상태에서 자신의 질병을 치유하는 과정을 경험하도록 한다. 이 과정을 거쳐 여러 질병의 치유에 활용하

는 자원인 자기 치유력, 즉 자생력을 확인한다.[57,58]

암 환자를 위한 MQT

자생력 증진을 위한 마음챙김과 기공 훈련은 목표로 하는 질환의 특성에 따라 활용된다. 특히 정신적인 훈련의 특성이 강하기 때문에 정서적인 측면이 강하고, 신체적인 증상에 있어서도 그 양상에 따라 적용된다. 암 환자의 경우는 불안과 우울 등의 정서적 특징과 다양한 신체적 증상이 있기에 이에 부합하여 프로그램을 응용할 수 있다.

암 환자에게 MQT를 활용하는 것은 최적의 상태를 만들어 자생력을 키움으로써 고통과 괴로움의 증상을 줄이고 질병을 극복하는 힘을 얻기 위한 작업이다. 각 방법은 순차적으로 진행하기도 하지만 목적을 명확하게 해 한 가지 방법을 반복적으로 수행하기도 한다.

호흡을 통해 균형과 조화를 만들어 내기

☑ 암을 앓으면서 생긴 삶의 불균형 – 자신의 리듬 찾아가기

☑ 암을 진단받고 치료를 받으면서 달라진 자신의 삶과 그 리듬에 대해 알아본다. 암의 실제, 그로 인해 파생된 여러 신체 및 정

신 증상은 그동안 자기가 가지고 있던 리듬이 깨지면서 발생한 것이다. 자신의 달라진 삶에 적응하기 위한 첫 번째 작업은 호흡을 통해 자신의 리듬을 찾아보는 것이다.

☑ 호흡명상: 호흡에 대한 이해와 호흡집중명상

이완법을 통해 자율신경계의 균형을 회복하기

☑ 암을 앓으면서 생긴 탈진과 무기력 – 이완을 통한 에너지의 충전

☑ 암을 치료하는 과정에서 생긴 몸과 마음의 피로와 탈진에 대해 알아본다. 과도한 긴장과 불안, 포기하려는 마음은 무기력과 우울로 이어진다. 자신의 에너지, 즉 생기(生氣)를 확인하고 그 에너지를 활용해야 한다. 무기력과 우울에서 벗어나기 위해 충분한 이완과 이를 통한 회복을 만들어 간다.

☑ 바디스캔, 자율훈련법: 이완 후의 신체 감각을 알아차림하기. 두한족열(頭寒足熱)의 상태를 확인하기

지금 여기에 머물러서 자신을 관찰하기

☑ 암을 앓으면서 겪는 과거의 억울함과 미래의 불안감에서 벗어나기

☑ 암을 앓으면서 생기는 과거에 대한 원망과 억울함, 미래에 대한 걱정과 불안을 확인한다. 이와 함께 지금 이 순간에 집중하지 못하고 산란해지는 마음도 확인할 수 있다. 지금 이 순간에

머무르고 충실함으로써 질병을 극복할 수 있는 자신을 확인하는 작업이 필요하다. 과거의 억울함과 미래의 불안함에서 벗어날 때 증상 역시 완화되는 것을 경험할 수 있다.

☑ 마음챙김명상: 호흡 감각 알아차림명상으로 언제든 호흡으로 들어오는 연습

감기: 정신과 신체를 연결하는 생기를 확인하기

☑ 암을 어떻게 치유할 것인가?

☑ 기를 활용하기 전에 우선 기를 느낀다. 기를 느끼는 작업은 마음챙김의 작업이기도 하다. 마음챙김과 생기를 느끼고 확인할 수 있어야 한다. 한의학에서 설명하는 기는 마음챙김을 반영한다. 이 순간 온전하게 머물렀을 때 확인할 수 있으며, 거기서 기운을 확인할 수 있다. 기운은 자연 현상을 그대로 가지고 온 것이고, 또 기의 개별 특성과 함께 음양의 특성을 가지고 있어 자신의 상태를 명료하게 관찰하고 알아차림할 수 있다.

☑ 기를 느끼고 확인하는 작업: 충분하게 이완된 상태에서 기를 느끼는 작업

축기: 자연의 기운을 인체에 축적하기

☑ 암을 치유하기 위한 자생력 확보

☑ 암을 치유하기 위한 에너지를 스스로 확보하기 위해 노력한다.

기는 무형의 기운이기도 하지만, 직접적으로 음식이나 약에서도 얻을 수 있다. 이를 위해 기운을 느끼고 몸의 반응 역시 확인한다. 따뜻한 물 한 잔의 느낌처럼 음식과 한약, 자연과의 접촉이라 할 수 있는 호흡을 자신의 에너지로 확인한다.

☑ 단전호흡: 기를 느끼는 작업을 한 이후에 두한족열을 만들어가는 작업

☑ 먹기명상: 생기를 받아들이는 작업

행기: 기를 활용해 타인 및 자연과 교류하기

☑ 암을 치유하기 위한 자생력 활용

☑ 암의 고통에서 벗어나기 위한 구체적인 행동을 한다. 생기와 기운은 확인할 수 있을 뿐 아니라 전신으로 전달할 수도 있다. 그리고 생기와 기운을 고통받는 여러 신체 증상에 직접 투사할 수도 있다. 이른바 힐링터치다. 의도적으로 걷는 작업, 특히 맨발 걷기와 같은 활동은 자연의 기운을 적극적으로 활용하는 작업이다.

☑ 행기 수련: 기를 신체의 불편한 곳에 보내고 접촉을 통해 치유의 에너지로 활용하는 작업

☑ 걷기명상: 활동량을 늘리고 지기(地氣)를 확인하는 작업

암 환자 A에게 필요한 것은 무엇보다도 재발이나 전이에

대한 두려움을 없애는 것이다. 프로그램 가운데 호흡과 이완을 배우고, 마음챙김을 삶의 태도로 가져야 한다.

환자 A-1에게 필요한 것은 호흡과 이완이다. 급격한 스트레스로 인한 반응을 안정화하는 것이 우선적으로 필요하다.

환자 A-2에게 필요한 것은 주도적 삶을 위한 기공 훈련이다. 기를 적극적으로 활용해 자신의 몸과 마음을 스스로 조절하는 노력을 하는 것이다.

화병 환자를 위한 MQT

화병 환자의 경우 분노 등의 정서적 특징과 가슴의 답답함과 열감 등 신체적 증상이 있기 때문에 각각을 조절하는 방법을 활용할 필요가 있다. 이에 부합하여 프로그램을 응용할 수 있다. 화병 환자에게 MQT를 활용하는 것은 우선적으로 분노 조절을 목표로 한다. 억울하고 분한 생각과 이어서 폭발하는 분노의 감정이 조절되면 화병이 악화되는 것을 방지할 수 있다. 기를 활용하면 답답함 같은 증상을 개선할 수 있으며 프로그램을 익힘으로써 용서를 이루고, 분노를 문제 해결을 위한 에너지로 전환하도록 한다.

호흡을 통해 균형과 조화를 만들어 내기

☑ 화병을 앓으면서 생긴 삶의 불균형 - 자신의 리듬 찾아가기

☑ 화병으로 고통을 받으면서 달라진 자신의 삶과 그 리듬에 대해 알아본다. 화병의 증상은 스트레스 사건으로 인해 그동안의 자기가 가지고 있던 리듬이 깨지면서 발생한 것이다. 열이 위로 올가는 증상과 수면 장애와 같은 증상이 대표적이다. 변화한 몸의 증상을 조절하기 위한 첫 번째 작업이 호흡을 통해 자신의 리듬을 찾아보는 작업이다.

☑ 호흡명상: 호흡에 대한 이해와 호흡집중명상

이완법을 통해 자율신경계의 균형을 회복하기

☑ 화병을 앓으면서 생긴 탈진과 무기력 - 이완을 통한 에너지의 충전

☑ 화병으로 생긴 몸과 마음의 피로와 탈진에 대해 알아본다. 처음에는 분노가 심했지만 점차 분노를 내지 못하고 우울과 무기력, 신체 증상을 앓게 된다. 이때 필요한 것이 자신의 에너지, 바로 생기를 확인하고 그 에너지를 활용해 무기력과 우울에서 벗어나는 것이다. 이를 위해 충분한 이완과 이를 통한 회복을 만들어 간다.

☑ 바디스캔, 자율훈련법: 이완 후의 신체 감각을 알아차림하기, 두한족열의 상태를 확인하기

지금 여기에 머물러서 자신을 관찰하기

☑ 화병을 앓으면서 겪는 과거의 억울함과 미래의 불안감에서 벗어나기

☑ 화병을 앓으면서 생기는 과거에 대한 원망과 억울함, 미래에 대한 걱정과 불안을 확인한다. 이와 함께 지금 이 순간에 집중하지 못하고 산란해지는 마음도 확인할 수 있다. 지금 이 순간에 머무르고 충실함으로써 질병을 극복할 수 있는 자신을 확인하는 작업이 필요하다. 과거의 억울함과 미래의 불안함에서 벗어날 때 증상 역시 완화되는 것을 경험할 수 있다.

☑ 마음챙김명상: 호흡 감각 알아차림명상으로 언제든 호흡으로 들어오는 연습

감기: 정신과 신체를 연결하는 생기를 확인하기

☑ 화병을 어떻게 치유할 것인가?

☑ 기를 활용하기 전에 우선 기를 느낀다. 기를 느끼는 작업은 마음챙김의 작업이기도 하다. 마음챙김과 생기는 모두 느끼고 확인할 수 있어야 한다. 한의학에서 설명하는 기는 마음챙김을 반영한다. 이 순간 온전하게 머물렀을 때 확인할 수 있으며, 거기서 기운을 확인할 수 있다. 기운은 자연 현상을 그대로 가지고 온 것이고, 또 각기의 개별 특성과 함께 음양의 특성을 가지고 있어 자신의 상태를 명료하게 관찰하고 알아차림할 수 있다.

- ☑ 기를 느끼고 확인하는 작업 – 충분하게 이완된 상태에서 기를 느끼는 작업

축기: 자연의 기운을 인체에 축적하기

- ☑ 화병을 치유하기 위한 자생력 확보
- ☑ 화병을 치유하기 위한 에너지를 스스로 확보하기 위해 노력한다. 기운이 위로 올라가면 아래 부위는 차게 변하면서 또 무기력해진다. 단전호흡과 같은 방법으로 기를 아래로 끌어내리면서 아래 부위를 강하게 하는 효과를 가진다. 단전이 강화되면 자연스럽게 분노와 같은 정서도 조절이 가능하다.
- ☑ 단전호흡: 기를 느끼는 작업을 한 이후에 두한족열을 만들어 가는 작업
- ☑ 먹기명상: 생기를 받아들이는 작업

행기: 기를 활용해 타인 및 자연과 교류하기

- ☑ 화병을 치유하기 위해 자생력을 활용해 본다. 기를 자신의 몸과 접촉하고 자연의 기운과도 접촉한다. 기가 매개체가 될 수 있다.
- ☑ 화병의 고통에서 벗어나기 위한 구체적인 행동을 한다. 화병의 증상은 열이 위로 치밀어 오르고 가슴의 답답함을 느끼는 것이다. 기를 느끼면서 가슴 부위를 쓸어내림으로써 증상을 조절

한다. 이른바 힐링터치를 진행할 수 있다. 의도적으로 걷는 작업, 특히 맨발 걷기와 같은 활동은 자연의 기운을 적극적으로 활용하는 방법이다.

- ☑ 행기 수련: 기를 신체의 불편한 곳에 보내고 접촉을 통해 치유의 에너지로 활용
- ☑ 걷기명상: 활동량을 늘리고 지기를 확인하는 작업

환자 B와 B-1에게 우선 필요한 것은 무기력에서 벗어나는 것이다. 이완하면 힘이 빠진다고 생각할 수 있지만, 이완으로 에너지를 충전할 수 있다. 충분한 이완 이후 회복되는 에너지를 경험하도록 한다.

환자 B-2에게 필요한 것은 안정이다. 호흡법과 이완법을 통해 분노의 감정을 누그러뜨리고 평정된 마음을 만들어 낸다.

환자 B-3에게 필요한 것은 마음챙김이다. 자신의 고통, 심지어는 신체적 고통 역시 마음과 관련이 있음을 확인하는 것이다. 마음챙김을 통해 자신의 고통을 객관적으로 관찰하게 되면 증상을 완화할 수 있다.

환자 B 그룹에게 기공 훈련은 자신의 몸과 마음을 스스로 조절하는 데 도움을 준다. 마음의 안정뿐만 아니라 적극적으로 자신의 기운과 에너지를 발휘함으로써 문제를 해결하는 것이다. 주위의 자원을 느끼고 받아들이고 활용한다.

만성 통증 환자를 위한 MQT

만성 통증 환자들은 오랜 기간 통증을 겪으며 통증과 고통이 융합한다. 그리고 신체적 증상이 불안과 우울, 때로는 분노와 결합하게 된다. 이렇게 융합과 결합으로 발생한 몸과 마음의 문제는 고착되고 증폭되어 서로에게 영향을 미쳐 고통이 배가된다. 통증이 있으면 마음이 괴롭고, 마음이 괴로우면 통증이 심해지는 것이다.

만성 통증 환자에게 MQT를 활용하는 것은 우선 통증을 줄이고 나아가 통증에 대한 통찰로 통증의 근본적인 원인을 해결하는 것이다. 통증을 피하지 않고 직면함으로써 고통에서 벗어나도록 프로그램을 응용하게 된다.

호흡을 통해 균형과 조화를 만들어 내기

- ☑ 만성 통증을 겪으면서 통증과 고통이 혼재: 자신의 리듬을 찾으면서 통증이 없는 때를 경험하기
- ☑ 만성 통증이 있다면 이미 통증과 고통이 동반되어 있는 것이다. 이런 상황에서는 하루 종일 통증이 있어서 시도 때도 없이 통증을 생각하게 되어 고통스럽다. 심지어 통증이 없는 경우에 다시 통증이 생겨야 마음이 편해지기도 한다. 고통을 내려놓기 위해 수행하는 첫 번째 작업으로 호흡을 통해 자신의 리

듬을 찾아본다. 또 호흡에 집중하면 통증 자체가 줄어드는 것을 경험하게 된다. 결국 통증이 없는 때를 경험하게 된다.

☑ 호흡명상: 호흡에 대한 이해와 호흡집중명상

이완법을 통해 자율신경계의 균형을 회복하기

☑ 만성 통증으로 생긴 무기력으로부터 벗어나기: 이완을 통해 에너지를 충전하고 통증이 없는 상황 경험하기

☑ 만성 통증으로 지친 몸과 마음의 상태에 대해 알아본다. 아침에 깨면서부터 시작된 통증이 이어지면 하루 종일 지치게 되고 통증 상태에 끌려가게 된다. 언제든 다시 아플 것 같은 무기력에 빠지게 된다. 이완 훈련은 그렇게 끌려가고 빠져서 헤어나지 못하는 상황에서 힘을 빼고 상태를 지켜보는 시간을 가지는 것이다. 쉼을 통해 회복되는 생기를 확인하고 그 에너지를 활용해 무기력에서 벗어나는 경험을 한다.

☑ 바디스캔, 자율훈련법: 이완 후의 신체 감각을 알아차림하기, 통증이 변화하고 줄어드는 것을 확인하기

지금 여기에 머물러서 자신을 관찰하기

☑ 통증을 피하지 말고 관찰한다. 통증을 객관적으로 관찰하면 통증이 변화하고 줄어드는 것을 경험한다.

☑ 만성 통증에 휩싸이면 통증을 객관적으로 바라볼 수가 없다.

늘 아프고 심지어 늘 죽을만큼 괴로운 것이다. 통증과 고통이 동반되는 경우 과거에 대한 원망과 억울함에서 벗어나지 못해 발생하는 경우가 많다. 지금 이 순간에 머물지 못하고 과거의 억울함과 미래의 불안감이 합쳐 증상이 지속되는 것을 확인할 수 있다. 지금 이순간에 머물러서 증상 역시 완화되는 것을 경험할 수 있다.

☑ 마음챙김명상: 감각 알아차림명상으로 통증이 변화하고 줄어드는 것을 확인하기

감기: 정신과 신체를 연결하는 생기를 확인하기

☑ 통증을 느껴본다. 통증을 기의 변화로 확인하는 작업을 진행한다.

☑ 만성 통증을 관찰하면서 통증의 양상과 특성을 이해한다. 통증이 만성이 될수록 기의 순환이 잘 되지 않는 것을 확인할 수 있다. 열이 나거나 차거나 마비 같은 다양한 통증의 양상을 확인할 수 있다. 심지어는 변화의 방향도 확인된다. 감기를 통해 손바닥의 따뜻한 기운을 만들고 치유적 접촉으로 통증이 변화하고 줄어드는 것을 경험할 수 있다.

☑ 기를 느끼고 확인하는 작업: 통증을 기의 변화로 확인하고 치유적 접촉을 시도한다.

축기 : 자연의 기운을 인체에 축적하기

☑ 통증을 치유하기 위해 자생력을 확보한다. 기는 치유를 위한 에너지임을 확인한다.

☑ 만성 통증을 겪으며 나타나는 여러 신체 증상을 확인한다. 무기력이 동반되면 치유를 위한 에너지가 부족함을 인지한다. 감기를 하며 따뜻한 기운을 손바닥을 통해 확인한다. 손바닥의 따뜻한 기운을 단전에 접촉하여 단전의 기운을 강화한다. 단전이 강화되면 자연스럽게 통증과 신체 증상의 조절이 가능하다.

☑ 단전호흡: 기를 느끼는 작업을 한 이후에 통증 조절을 위한 작업

행기: 기를 활용해 타인 및 자연과 교류하기

☑ 만성 통증이 나타나는 부위에 치유적 접촉을 시도해 통증을 조절한다.

☑ 만성 통증 환자의 경우 기의 소통이 되지 않는 곳에서 통증을 뚜렷하게 확인할 수 있다. 그곳에 직접적으로 치유적 접촉을 시도한다. 몸의 자연스런 움직임과 함께 치유적 접촉을 지속하면 기가 원활하게 소통하면서 통증이 줄어들게 된다. 특히 통증의 특성이나 방향에 따라 치유적 접촉을 달리하여 치료 효능을 극대화한다.

☑ 행기 수련: 기를 신체의 불편한 곳에 보내고 접촉을 통해 치유

적 에너지를 통한 증상의 조절을 시도한다. 맨발 걷기와 같은 방법으로 지기를 에너지로 활용한다.

환자 C에게 필요한 것은 짜증과 분노, 사고에 대한 원망을 조절하는 것이다. 우선적으로 호흡법과 이완법을 수행해 통증으로 발생되는 고통을 완화하는 노력을 진행한다.

환자 C-1과 C-3에게 필요한 것은 통증이 다양한 방식으로 변화함을 관찰하는 것이다. 마음챙김과 감기 훈련은 통증의 양상을 관찰하면서 객관적인 시각을 가져 보는 것이다. 객관적 시각을 통해 통증과 고통을 분리하면, 통증이 변화하고 줄어드는 것을 경험하게 된다.

환자 C-2에게 필요한 것은 적극적인 노력이다. 통증이 있다고 해서 행동을 제한하기보다는 할 수 있는 만큼 활동량을 늘리는 것이다. 기공 훈련을 하면서 통증을 적극적으로 대한다. 특히 치유적 접촉은 통증을 조절하는 데 가장 효과적인 방법이다.

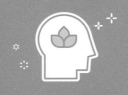

Part
05

한국 명상을
환자에게

명상과 선이 만난 한국 명상

한국명상학회는 명상을 연구하면서 명상의 과학화와 대중화를 모토로 내세우고 있다. 그러면서 가급적 종교적인 색채는 줄이고자 노력했다. 명상학회 2023년 춘계학술대회는 '마음챙김과 교육'이라는 주제로 열렸는데, 명상이 교육 현장에서 어떻게 활용될 것인지에 대한 발표와 토론이 진행됐다. 발표자로 나선 선생님은 초·중등 교육 현장에서 학생들에게 명상을 가르칠 때 부닥친 어려움은 학생이 아니라고 말했다. 예상과 달리 학생들은 명상을 매우 친숙하게 받아들였고 실제 학습에도 도움이 됐다. 하지만 일부 학부모와 교육청이 반대하고 나섰다. 명상이 특정 종교에 편향됐다며 이의를 제기한 것이다. 아무리 종교색을 띠지 않으려 노력해도 이미 '명상은 불교'라는 낙인이 찍혀 있기에 더 이상 수업을 진행하기 어려웠다고 한다. 오히려 서구에서는 명상을 가르칠 때 '불교'라는 점을 드러내는데 우리나라는 애써 종교를 걸어 내려는 것이다.

우리는 종교로부터 어떤 도움을 받고 있을까? 한국의 종교 인구는 급격히 줄어들고 있다. '2024년 종교 인식조사: 종교 인구 현황과 종교 활동'에 따르면 우리나라의 무종교 인구 비중은 꾸준히 증가해 총인구의 51%에 달한다고 한다. 종교 인구가 줄었다는 것은 건강 원칙 가운데 하나인 '영적' 건강이 취약해짐을 의미한다. 명상은 영적 건강에 도움을 주는 중요한 방법임에도 불구하고 종교적 명상 대신 과학적 명상을 선호하는 시대가 됐다. 과학적 명상만을 추구하는 것이 마냥 옳은 길이라고 할 수는 없다. 도리어 명상은 종교적 특성을 잘 담아내야 한다. 특정 종교 편향이 아닌, 종교가 가진 가치와 의미를 담아내 이를 받아들이는 사람들에게 적용할 수 있어야 한다.

명상에서 종교색을 줄이려는 노력은 명상의 과학화와 대중화에 기여한 측면이 있지만, 한편으로는 명상의 수준을 하향 평준화하거나 때로는 왜곡했다는 비판을 받을 수 있다. 더구나 명상을 단지 행위적 관점에서 보는 견해가 강해지면서 명상이 가진 본래의 목적과 멀어지고 있다는 지적을 받기도 한다. MBSR과 같은 위파사나 계열의 명상이 주를 이루면서 한국 불교 전통을 가진 명상이 폄훼되는 것도 현실이다.

　물론 이 책은 명상을 통해 불교를 공부하려는 목적은 아니다. 명상으로 질병을 극복하고 건강을 회복하는 것이 목적이다. 그리고 그 과정을 이해해 보자는 뜻이다. 하지만 무엇을 배운다는 것은 목적과 결과 이전에 의미와 가치를 전제로 하는데, 명상의 의미와 가치는 특정 종교가 아닌 인간의 보편적이고 영적인 내용을 담고 있기에 이를 교육하는 것 역시 중요한 일이다.

불교의 지혜

　명상이 불교로부터 출발했다는 사실에는 이견이 없을 것이다. 불교는 아시아 각국에서 나라와 문화에 따라 다르게 변화했고 서구에서도 다른 모습으로 변했다. 그렇지만 아시아의 불교뿐 아니라 서구의 불교 역시 불교다. 불교에서 비롯된 명상도 시대와 지역에 따라 변화해 왔다. 물론 시대와 지역을 뛰어넘는 의미와 지혜를 담아내야 한다는 것은 분명하다.

　명상학회에서 '불교와 명상'을 주제로 강의를 진행한 적이 있다. '불교와 명상'을 주제로 강의를 마련한 것은 그간 명상학회에서 과학화와 대중화를 모토로 교육하면서 한 축이 빠진 것은 아닌가 하는 아쉬움에서였다. 발표자가 보낸 글의 제목은

'명상의 길, 붓다의 길', 부제목은 '완벽한 행복, 온전한 자유'였다.[59] 강의를 듣는 대상은 의료인으로, 의료 현장에서 명상을 활용하는 명상 지도자 전문가를 양성하기 위한 과정의 일환으로 마련된 강의였다. 명상이 가지고 있는 본래의 목적, 즉 삶에 대한 철학과 인간의 본성 그리고 자비의 마음을 강의에 함께 담고자 했다. '명상의 길, 붓다의 길'은 불교의 원리를 명상의 수행에 담는 과정이며, 이는 환자를 보는 의사에게 필요한 작업임을 역설했다. 의료 현장에서 명상을 활용하는 의사에게 수행자의 자세가 필요함을 절실하게 느끼게 했다.

붓다의 수행은 명상의 수행에서 다뤄지는 내용이다. 사념처(四念處)가 그것이고, 결국 수행자의 길을 제시하고 있다. 명상을 배우고 익히는 가운데, 비록 수행자가 되는 것은 그 사람이 선택할 문제이지만 수행자의 자세와 마음가짐은 단지 명상을 활용하는 사람이라도 참고할 내용이다.

2018년 중앙승가대학교 주최 불교학술대회[60]에서는 '명상, 힐링인가 레저인가?'를 주제로 비판적 발표가 이뤄졌다. 명상이 대중화·산업화되면서 나타나는 현상을 어떻게 볼 것인가, 한국 불교 명상은 어떤 방향으로 나아가야 하는가 등을 논의하기 위한 자리였다. 학술대회에서는 기본적으로 '명상은 수행법이다.'를 결론으로 두고 발표와 토론이 이어졌다. 한국 사회에서 명상을 힐링, 심지어 레저의 한 방법으로 활용하는 현상에 대한 문제점을 짚고, 대중화·산업화가 진행되며 명상의 본래 목적과 의미가 상실되어 가고 있다는 지적이 제기됐다. 특히 이른바 '외래 불교'가 이러한 현상을 부추기고 있다는 점과 한국 불교 정체성을 확립할 때 이 점이 고려되어야 한다는 주장이 이어졌다.

불교학자들의 발표를 들으면서 MBSR과 같은 명상 프로그램은 불교 철학이나 깨달음과 일부 차이가 있음을 알 수 있었다. 불교에서는 명상의 목적을 명확하게 깨달음, 무아(無我)에 이르는 것으로 설정하고 있는데 이는 일반인, 특히 환자의 입장에서는 범접할 수 없는 경지가 아닌가 하는 생각이 들었다. 명상을 의료 현장에서 적용하고 있는 의료인으로서는 당혹스러움과 함께 고민하지 않을 수 없는 부분이었다.

그렇지만 이것이 명상이 근본적으로 추구해야 할 가치 가운데 하나임을 인정하지 않을 수도 없다. 명상을 환자의 눈높이에 맞춰 지도하면서 정작 치료자가 그 정도 수준의 명상에 머물러 있게 한 것은 아닌가 하는 반성이 들기도 했다. 이른바 명상 지도 전문가가 수련자의 위치에만 머문다는 것도 고민해 봐야 할 것이다.

한국 불교의 정체성도 중요한 이슈였다. 한국 불교가 위파사나를 비롯한 남방 불교, 티베트 불교, 서양 불교의 수입으로 정체성을 상실하고 휩쓸리고 있지 않은지에 대한 문제 제기다.

또 그간 한국 불교를 지탱했던 좌선이나 화두선이 마음챙김이라는 한 가지 방법으로 전환되고 있는 일부 현상에 대한 우려도 나왔다. 과연 우리나라 고유의 명상은 본래의 목적을 가지고 있으면서 현대 사회에서 얼마나 의미 있게 활용되고 있는가에 대한 문제다.

이처럼 한국 불교계에서도 명상에 대한 고민이 깊은 듯하다. 특히 명상에 대한 주인의식과 자부심에 대한 비판과 반성, 각성에 대한 논의가 필요한 시점이다. 그간 명상의 과학화·대중화의 흐름 속에서 놓치고 있었던 명상의 의미와 깊이는 불교가 풀어내고 제시해야 할 과제일 것이다.

불교에서 이해하는 인간의 마음

불교는 인간의 마음을 이해하고자 하는 여러 개념을 설정하고 있다. 무아[61]란 고정불변의 독립적 실체로서의 자아란 존재하지 않는다는 것으로, 마음챙김명상을 통해 얻을 수 있는 대표적인 지혜이며 자기관의 근본적인 변화다. 마음챙김명상은 '나'라는 존재의 비영속성과 상호의존성에 대한 통찰을 유도한다. 명상이 환자에게 적용될 때 환자는 자기관의 근본적인 변화가 치유로 이어지는 것을 확인할 수 있다.

암을 앓고 있는 환자 A는 '암 환자'라는 인식이 아니라 '단지 암을 가지고 있는 사람'으로 자기관의 변화가 요구된다. 나보다 암이 앞서 정작 자신을 잃어버리고 암에 집착하게 되지 않도록 한다.

마음챙김의 기전에 대한 연구[62]에서 보면 인간이 지각하는 모든 현상은 유쾌·불쾌·중립이라는 감정과 함께 인지된다. 이는 해당 현상에 대한 좋음·싫음이라는 습(習, Habbit)으로 남으며, 비슷한 현상에 대한 반복된 감정의 발생인 습의 누적은 이를 점차 곱씹고 강화하게 된다. 바로 마음챙김이 작동해야 하는 시간이다. 불교에서 설명하는 마음챙김은 다음과 같다.

- ☑ 감각에 대한 느낌과 정신적인 사건은 찰나에 떠오르고 또 사라지는 것으로서 무상(無常)하다.
- ☑ 감각에 대한 느낌, 정신적 사건에 대한 애착과 혐오로서의 습관적인 반응, 그리고 이러한 과정에 대한 무지는 번뇌를 낳는다.
- ☑ 감각에 대한 느낌, 정신적 사건은 '자아'에 해당할 정도로 지속적으로 존재하며 분리된 완전체로서 존재하지 않는다.

이 세 가지 습성에 대한 알아차림은 느낌에 대한 애착·혐오의 정도와 꼬리에 꼬리를 무는 생각을 감소시킴으로써 정신적 건강, 증상의 완화를 이룰 수 있게 한다.

간화선

한국 불교의 특징으로 간화선(看話禪)[63]을 들 수 있다. 간화선은 흔히 화두선(話頭禪)이라고 알려진 불교의 전통 수행법으로, 12세기 송대(宋代) 대혜종고(大慧宗杲, 1089~1163)에 의해 화두를 관(觀)하는 명상법으로 창시되었다고 알려져 있다. 간화선의 특징은 화두를 수행의 도구로 사용한다는 점이며, 화두에 대한 지극한 참구(參究)를 통해 마음과 존재의 본질을 꿰뚫어 보는 경지에 이르는 것을 목표로 한다. 이러한 행위를 '화두를 든다', '화두를 참구한다'라고 표현하며 이때 화두는 존재의 본래 자리로 수행자를 인도하는 역할을 한다. 간화선에서 화두의 작용과 특징은 다음과 같다.

- ✅ 정혜(定慧)의 개발을 위해 작용한다. 산란심(散亂心)으로서의 혼침(졸음)과 도거(잡념)를 제거하는 수단으로 사용된다.
- ✅ 깨달음의 강조이다. 닦음이 아니라, 무명으로부터의 깨어남을 중요시한다. 묵조선에서는 정좌만 있고 묘한 깨달음이 없음을 비판했다. 정혜 가운데 정은 있되 혜가 부족한 것이다.
- ✅ 화두는 다만 화두일 뿐, 어떤 사량분별(思量分別)도 배제한다. 언어적인 유추나 분별로써 수행한다는 착각이 존재해서는 안 된다. 이는 공안선에 대한 사대부들의 접근 방식이기도 하다.

사량분별의 부정은 대혜 간화선의 핵심이다.

안국선원에서 간화선을 7박 8일 동안 수행한 일반인 12명을 대상으로 질적 연구를 수행한 연구[64]가 있다. 이들은 동일한 지도 법사에게 동일한 수행 방법으로 지도받았다. 첫날 화두를 제시받고 하루 두 번 법문 및 경험에 대한 개별 점검을 받았으며 매일 평균 14시간 이상 수행했다.

간화선 수행 동기	깨달음에 대한 추구 / 간화선 수행 욕구 / 선원 분위기 / 지인의 권유 및 영향
화두를 드는 과정 (화두 참구)	화두에 대한 혼란 및 의문 / 화두에 대한 의심 / 갑갑함 / 분심 / 화두에 집중함
	"궁금한 것 외에는 잡생각이 없었고 너무 너무 답답했다." "체한 거 같이 답답했다." "너무 답답해서 숨도 쉴 수 없는 상황까지 왔다." – 방해요인: 혼침. 잡념.
결정적 체험	신체적 현상 / 정신적 현상 / 시각적 이미지
	"덥지 않은데 땀이 물 쏟아붓듯 흘러내려 코로 입으로 들어가고 옷이 금방 다 젖었다." "온몸이 등줄기에서부터 쫙 조여 왔고 몸이 나도 모르게 떨렸다." "앞에 있는 방석 등에서 온갖 기괴한 양상들(건축물, 풍경, 사진, 미어캣)이 보이고, 개울의 돌멩이에서 수월관음, 동물의 형상들이 나타났다." "불상도 옆에 앉아 있었고 코끼리도 있는 것 같은 상이 보였다."

	신체적 현상 / 정신적 현상 / 인지적 통찰 / 체험에 대한 의문
결정적 체험 직후 현상	"몸에서 호스를 세게 틀어 놓은 것 같은 느낌, 물을 쏘며 나가듯 전율이 손끝까지 세게 빠지는 것 같았다.""온몸의 뜨거운 기운이 빠져나가면서 몸에 있는 병이 다 빠져나간 것 같았다.""새 깃털처럼 가벼워지고 마른 하늘에 벼락이 치는 것 같고 물통 밑이 확 빠지는 것 같고 지고 있던 짐을 내려놓은 것 같았다.""굉장히 시원하고, 환희심으로 주체를 못해서 선방에서 웃어 버렸다.""엄청 눈물이 나면서 가슴에 늘 답답했던 응어리들이 막 녹아나는 듯한 느낌이 들었다.""즐거움과 고통이 둘이 아니고 같은 끝에 매달려 있구나라고 느꼈다.""지금까지 꿈같은 삶을 살았구나, 삶이 다 꿈이었구나를 알게 되었다."
화두의 기능에 대한 해석	마음을 집중하게 하는 매개체 / 의심과 갑갑함을 증폭하는 수단 / 분별하는 마음을 끊어 주는 방편
간화선 체험 직후 변화	– 신체적 변화: 숙면. 머리가 맑아짐. 통증이 사라짐. 가벼움. 　얼굴이 맑아짐. – 정서적 변화 : 짜증과 분노가 줄어듦. 편안하고 즐겁고 감사 　함. 참회. – 인지적 변화: 정신적 삶 추구. 물질적인 욕망에서 벗어남. 　삶, 세상에 대한 관점과 태도의 변화. 나의 존재에 대한 인식 　변화. 관찰하는 힘의 증가. – 대인 관계 변화: 대인 관계의 향상. – 성격적 변화: 까다로운 성격이 부드러워짐. 강박 관념이 줄 　어듦.

위의 내용을 보더라도 간화선의 수행 동기는 깨달음이다. 화두를 드는 단계에서는 답답함이 있지만 시간이 지나면서 결

정적 체험을 만나게 된다. 그리고 그 체험이 깨달음으로 이어지고 이후 신체적·정서적·인지적·대인적·성격적 변화를 만나게 된다. 간화선을 하며 상담을 진행한다면 내담자가 얻고자 하는 의문을 풀어내어 본질적인 답을 얻는 데 도움을 줄 수 있다.

의학 분야에서 간화선이 갖는 의미는 매우 크다고 할 수 있다. 병은 기본적으로 고통을 동반하는데, 고통은 신체적인 증상일 뿐 아니라 정신적인 양상, 더 나아가 철학적 관점을 가지고 있기 때문이다. 조금 더 나아가 죽음이라는 것을 생각하게 되면 훨씬 더 철학에 가까워진다. 이른바 원초적 불안, 본능적 불안과 관련이 있다.

임상 현장에서는 명상을 통해 환자에게 치유의 도움을 주는 경우가 일반적이다. 호흡이나 이완이라는 직접적인 행위 훈련이 있고, 마음챙김을 이해하도록 돕는 훈련도 있다. 일상에서는 이를 적용해 먹기나 걷기를 하면서 명상을 실천하도록 돕는다. 이런 임상 현장에서는 인간이 가진 고통에 대한 근본적인 이해가 필요하다. 고통을 어떻게 받아들이는가, 고통을 받는 나와 고통에서 벗어나고자 하는 나에 대한 통찰이 필요하다. 이런 통찰을 통해 고통과 불안에서 벗어날 수 있으며 이때 간화선이나 화두선이 중요한 역할을 할 수 있다.

암을 앓고 있는 환자 A와 같이 난치병 혹은 불치병을 앓는 환자에게는 간화선이 필요하다. 암이라는 고통 저변에 죽음에 대한 두려움이 있고, 이 두려움이 인간이 가진 본질적 불안이기 때문이다. 환자 A에게는 마음챙김이라는 지금 현재에서의 온전함도 필요하지만 무아와 같은 실존에 대한 이해가 필요하다.

간화선을 활용한 명상

간화선은 의료 현장에서 명상 치료를 진행할 때 상담과 연계해 심도 있는 정신 치료에 적용될 수 있다. 간화선은 상담 시 문제에 근본적으로 접근할 수 있도록 하며, 이 과정에서 나타나는 체험을 통해 자신을 돌아볼 기회를 제공한다. 물론 답을 구할 수 없는 상태에 머물러 있는 것이 고통스러울 수 있기에 간화선을 활용하는 명상에서는 치료를 담당하는 상담자의 역할이 중요하다. 처음 간화선에 들어가는 것이 두렵다면 간단한 질문을 던지고 답을 얻어 가는 과정을 통해 명상을 이해해 볼 수 있다.

- ☑ 오늘 저녁에는 무엇을 먹을 것인가?
- ☑ 그 음식을 선택한 이유는 무엇인가?(음식을 선택하는 과정을 좇아간다. 선택하는 과정에서 일어나는 다양한 기준과 이유를 찾아본다.)
- ☑ 저녁을 맛있게 먹는다.(먹기명상을 하면서 삼매를 경험할 수 있도록 한다.)

간단한 질문이지만 질문을 던지고 문제를 풀어내는 과정을 이어 가는 작업을 진행한다. 병원의 임상 현장에서는 고통에 대해 질문하게 된다. "고통이란 무엇인가?"라는 근본적인 질문을 시작으로 고통에 관한 여러 질문을 이어 가는 작업이다. 이렇게 다양한 측면에서 질문을 하면 고통을 객관적으로 이해할 수 있게 되고 궁극적으로 고통에 대한 통찰과 깨달음으로 이어진다.

간화선 / 화두선

고통은 어디에서 왔는가?	고통에 대해 자문자답해 본다. 연기에 대한 탐색을 통해 현재의 고통을 이해한다.
나는 무엇을 해야 하나?	고통을 극복하기 위해 해야 할 노력은 무엇인가? 팔정도의 가르침 가운데 무엇을 해야 하나?
나는 무엇을 할 수 있나?	고통을 극복하기 위해 내가 할 수 있는 것은 무엇인가? 팔정도의 가르침 가운데 무엇을 할 수 있나?
고통을 받는 것은 나인가?	자신의 고통과 자기에 대해 성찰한다. 사성제, 고집멸도 가운데 어디에 위치해 있는가?
고통을 벗어나는 것이 나인가?	자신의 고통과 자기에 대해 성찰한다. 고통을 벗어나는 것이 아니라 수용할 수 있는가? 무상과 무아를 통해 고통에서 벗어날 수 있는가?

화두선이 직접적으로 환자에게 적용되지 않는다고 하더라
도 치료자에게 도움이 된다는 연구 결과도 있다. '간화선은 심리
치료자들에게 도움을 줄 수 있는가?'를 주제로 한 체험 연구[65]
는 서구의 심리 치료자들이 한국 고유의 명상인 간화선 프로그
램을 통해 자기-돌봄에 관한 어떤 체험을 했는지를 살펴보고자
수행됐다. 간화선을 통한 체험적 명상 경험으로 심리 치료자들
은 현존감을 확보함으로써 자기-돌봄을 실천할 수 있고, 이렇
게 자기-돌봄이 확보되면 임상 현장에서 자신을 효율적으로 사
용하면서 상담에 임할 수 있게 된다. 간화선이 그들의 치료 효과
를 높이고, 정신 건강에도 기여함을 경험한 것이다.

훌륭한 의사는 병을 치료할 때 먼저 그 근본 원인을 진단한
다. 원인만 밝혀지면 세상에 치료하지 못할 병은 없다. 온갖 고
통은 객진(客塵) 번뇌로부터 나오고, 번뇌 망상은 끊임없이 일
어났다 사라지는 중생심, 즉 분별심이다. 나와 남을 분별하고 선
과 악을 나누며 온갖 대상에 시비를 일삼는 분별심은 탐진치(貪
瞋痴) 삼독(三毒)을 일으켜 번뇌 망상의 고통을 야기하는 중생
병의 원인이다.[66]

명상 활용 마음 수련 프로그램

미국에 MBSR이 있다면 한국에는 동사섭, 일본에는 나이 칸 요법과 모리타 요법과 같은 불교와 명상을 기반으로 한 마음 수련 프로그램이 있다. 의학 임상 현장에 직접 활용되지 않아 아 쉬움이 있기는 하지만 이 프로그램들은 사찰 등에서 실행되고 있다. 한국과 일본의 마음 수련 프로그램은 불교, 그 가운데서도 선불교와 관련이 깊다. 한국의 간화선이나 화두선과도 맥을 같 이 한다. 마음 수련을 진행하면서 질문을 던지고 답을 구하는 과 정으로, 주로 정신적인 문제 해결에 도움을 준다.

동사섭

동사섭[67]은 탐(욕구), 진(분노), 치(어리석음)로 이어지는 순 환의 고리를 끊고 정상적인 마음의 흐름을 회복하고자 한다. 불 교의 사섭법인 포시섭(베풂), 애어섭(자애 어린 말로 더불고), 이행 섭(이로운 일로 도와주고), 동사섭(희로애락을 함께함)을 기반으로 행복을 목적으로 하는 마음 수련 프로그램이다.

동사섭 연구는 활발히 진행되고 있는데 자아 개념과 자기 노출, 치매 간병 가족의 부양 스트레스·우울·자아 존중감, 고혈 압 노인의 자기 효능감·자아 존중감·자기 관리 행위 등 주로 자 아 존중감을 키워 정서를 조절하는 것을 주제로 삼고 있다.

의료 현장에서도 질병의 극복을 위해 행복의 조건을 상담의 주제로 삼는다. 질병을 극복하기 위해서는 건강해야 할 이유가 있어야 한다. 그 이유가 명확하고 절실할수록 병의 회복이 빠른 것을 경험할 수 있다. 가족이나 사회 공동체와 어울리는 것도 치유를 위한 에너지를 얻는 방법 가운데 하나다. 행복을 위한 노력으로 공동체의 치유의 힘을 확인하는 것이다. 암을 앓고 있는 환자는 암 진단 이후 가족들로부터 보살핌과 도움을 받는 것을 느낄 수 있었다. 이전 같으면 신경도 쓰지 않았을 일에 가족들의 적극적인 도움을 받는다. 이와 같은 가족의 변화를 느끼고 치유의 힘으로 만들어 가는 과정을 볼 수 있다.

나이칸 요법

일본 불교는 선(禪)을 중심으로 전개됐는데, 선의 활용에서 명상과 유사한 치료법들이 개발됐다. 나이칸 요법[68]이 대표적이다. 나이칸〔內觀〕은 '안을 들여다본다', '안을 관찰한다'는 뜻의 일본어로, 나이칸 요법은 자기 관찰, 자기 성찰을 주요 방법으로 삼는 상담 기법이다. 상호 연관성을 존중하고 포괄적으로 생각하기를 좋아하는 동양인의 사고방식을 담고 있다. 일종의 명상 기법으로 핵심 질문, 질문에 마음을 집중하도록 인도하는 방법과 절차에 특징이 있다.

선과 나이칸을 비교하면 선은 차가운 명상인데 반해 나이칸은 따뜻한 명상이다. 선은 지력의 사용을 가능한 제한하지만 나이칸은 권장하며 특히 구체적으로 기억을 떠올려 감정과 의지의 변화를 일으킨다. 선의 목적은 수행자의 내면을 비우는 것이고 나이칸은 과거의 기억을 회상해 감사하는 마음과 자비심, 이타심을 채우는 것이다. 선은 탈사회적이지만, 나이칸은 친사회적이다.

나이칸은 상대적으로 쉬운 수행 방법이며 성찰의 대상과 주제가 구체적이고, 그 내용이 일상생활에서 익숙한 것이다. 나이칸의 효과는 죄의식의 자각, 감사의 마음, 봉사 행동이며 자기 노출을 통한 정화 효과, 개인의 존재와 사회적 관계에 대한 새로운 인식에 도달하도록 한다.

이 치료법은 난치병 환자의 정신 재활에 도움을 준다. 암 환자에게 나이칸과 모리타 요법을 조합해 7주간 수행함으로써 심리적 스트레스를 줄이고 트라우마 후의 성장(Posttraumatic Growth)을 이루는 데 기여했다.[69] 또 나이칸과 마음챙김 요법을 병행해 12주간 시행함으로써 만성정신분열병 환자의 삶의 만족도, 사회적 기능, 정신 재활 간호의 만족도가 향상됐다.[70]

의료 현장에서 장기간 병으로 고생하는 환자들이 자신을 상실하는 경우를 본다. 매일 반복되는 고통으로 미래의 희망을 놓치는 것이다. 만성 통증 환자가 수술 후 재활 치료를 하지만 기대와 달리 증상과 고통이 반복되는 경험을 하게 되면, 자신의 고통을 과거의 실수나 잘못으로 돌리거나 미래의 고통이 지금보다 더 커질 것이라는 두려움에 빠지기도 한다. 이 경우 현재의 자신으로 돌아와 지금 이 순간의 노력에 집중할 필요가 있다. 과거의 나쁜 기억에서 빠져나오고 좋은 기억을 치유의 동력으로 삼아 질병을 극복하려는 노력이 필요하다.

모리타 요법

모리타 요법[71]은 기본적으로 도교적 관점을 가지고 있다. 가장 무위적인 상태를 만든 후 스스로에게서 나타나는 욕망을 단계별로 서서히 끌어내 일상에 접목한다. 인간의 삶의 욕구를 자연스럽게 확인하는 과정이다.

모리타 요법은 모순적으로 악순환하는 사고의 흐름을 끊고, 4주간 완전하게 격리된 침대 휴식으로부터 가벼운 작업 치료, 활발한 정신·신체 작업을 거쳐 일상생활로 넘어가는 절차로 이뤄진다.

오랜 기간 이어져 온 요법이기에 연구 역시 많다. 특히 난치성 정신 장애 치료에 보조적인 방법으로 적극 활용되고 있다. 연구들을 종합한 메타 연구[72]에서 모리타 요법은 정신분열증 환자의 정신 상태와 사회적 기능에 긍정적인 영향을 미치지만, 환자의 행동에 몇 가지 문제가 야기되어 이 치료법이 궁극적으로 행동 변화를 추구하기에 부족한 점이 있다는 평가를 받고 있다.

회복 과정은 모리타 요법의 그것과 다르지 않다. 정신적 고통으로 병원을 방문한 환자에게는 트라우마를 리셋(Reset)하는 작업이 필요하다. 원점으로 돌아가서 자신이 가진 생명력을 하나씩 찾아가는 작업을 진행하는 것이다. 활동을 조금씩 늘려 가면서 일상으로 복귀하는 과정을 밟는다. 이렇게 활동량을 늘리면서 사회에 적응하며 겪는 어려움을 하나씩 확인하고 해결하는 과정을 반복하게 되는데, 작은 일에서의 성취를 하나씩 확인하면서 치유로 나가게 된다.

의료인에게 필요한
수행자의 자세

적지 않은 시간 동안 환자에게 명상을 교육하면서 이 과정을 책으로 정리해 보고자 생각했다. 마침 2024년 중앙승가대학에서 한 학기 동안 '치유 명상'을 주제로 강의를 맡게 되면서 생각이 구체화되었다. 의사로서 환자에게 명상을 지도하고 치유에 이르도록 돕고 있지만, 막상 스님들에게 명상에 대해 강의하려니 기대감과 함께 두려움이 몰려왔다. 그래서 강의 중간에 토론 시간을 만들어 의학과 종교의 궁극적인 만남을 시도해 보고자 했다.

토론의 가장 큰 주제는 '의료인으로서 명상을 어떻게 수행하는 것이 좋을까?'였다. 의료인으로 명상을 연구하고 환자에게 지도하지만, 정작 명상의 본래 목적인 '수행'에 있어서는 늘 아쉬운 마음이 있었기 때문이다. 의료인과 종교인은 근대 의학이 발전하기 전까지만 해도 비슷한 일을 했다. 특히 명상과 같은 수행적 요소가 있는 분야에서는 둘의 역할이 거의 구분되지 않을 정도였다. 모두 고통받는 인간의 문제를 해결하는 일을 담당한다. 이러한 관점을 바탕으로 토론에서 다양한 논의가 이뤄졌다.

명상의 전문가는 누구일까?

명상은 누구에게 배워야 할까? 사찰에서 스님에게 배우거나, 명상센터에서 지도자에게 배우거나, 병원에서 의사 혹은 상담 전문가에게 배우기도 한다. 각자의 목적에 따라 다양한 직종의 사람에게 도움을 받을 것이다.

스님에게 명상을 배우는 사람들은 깨달음을 얻고자 할 것이고, 상담사로부터 명상을 배우는 사람은 심리적 고민과 갈등을 해결하는 데 도움을 받길 원할 것이다. 의료인에게는 질병 치료를 목적으로 명상을 배우게 된다. 이 세 직종에서만 보더라도 명상을 배우는 목적이 다른 것 같지만, 궁극적으로는 고통과 괴로움에서 벗어나고자 한다는 점은 같다.

명상은 어떤 역할을 할 것인가?

　명상은 진통제나 침과 같이 직접 고통을 제어하는 방식은 아니다. 치료자가 환자에게 치료적 개입을 해 치료를 달성하는 방법도 아니다. 명상을 수행하는 사람이 자신의 문제를 해결하기 위해 명상을 직접 실행 혹은 수행해야 한다.

　명상은 고통에 대한 이해의 방식을 바꾼다. 인간에게 고통은 '기본값'임을 받아들이는 것이 고통에서 벗어나는 첫 번째 단계다. 이어 고통과 괴로움을 객관적으로 바라보고 시간이 흐름에 따라 변화함을 알아차릴 수 있어야 한다. 지금 이 순간의 고통도 변화하는 것이기에 가장 힘든 시간을 보내고 고통이 잦아드는 때가 찾아오기를 기다릴 줄 알아야 한다는 것이다.

신체적 고통과 정신적 고통은 다른가?

　우리는 때때로 고통을 마음가짐이나 정신의 문제로 치부한다. 반대로 신체 질환으로 인한 문제라 여기기도 한다. 그렇지만 이 둘은 실제로 늘 함께 하기에 통합적 접근이 필요하다. 신체 질환에도 정신적 요소가 있고, 정신 장애에도 신체 질환의 영향이 있을 수 있다. 명상이 그 중간에서 역할을 할 수 있다. 명상은 자신의 고통과 괴로움을 관찰하고 이해하는 과정이기에, 감정과 사고와 같은 정신적인 문제와 감각과 같은 신체적인 문제 모두가 대상이 된다. 그리고 감정, 사고, 감각을 이해하면 고통과 괴로움을 다스리는 데 도움이 된다.

명상은 만병통치약인가?

아직까지도 명상이 질병의 치료에 직접적으로 개입한다는 증거는 많지 않다. 명상으로 혈압이 떨어진다고 해서 고혈압이 치료되는 것은 아니다. 명상으로 열이 떨어진다고 해서 감기가 치료되는 것도 아니다. 암세포를 사라지게 하거나 변형된 관절을 치료할 수도 없다. 심지어 마음이 안정되었다고 해서 불안장애와 우울증이 사라지는 것도 아니다.

그렇지만 명상은 고혈압, 감기, 암, 관절염, 우울증 환자에게 도움을 준다. 자신의 고통과 괴로움, 질병에 대한 이해를 높이고 순간의 고통에 매몰되지 않도록 도와준다. 그리고 스스로 그 괴로움을 한발 물러난 거리에서 바라보며 해결책을 모색할 수 있도록 도와준다. 또 환자가 치료의 주도적인 역할을 하는 데 도움을 주기도 한다.

의사도 명상을 수행해야 하는가?

의사의 3가지 덕목인 의학(Head), 의술(Hands), 의도(Heart)를 모두 갖추는 데 명상은 좋은 수행법이라 할 수 있다. 더구나 명상을 치료법으로 활용하고자 한다면 의사에게 명상 수행은 필수적이다. 명상을 지도하는 사람에게는 먼저 그 길을 가 본 '선배 수행자'로서의 역할도 부여되기 때문이다. 그러하기에 일분일초가 화급한 의료 현장에서도 마치 꾸준히 운동하듯, 매일 정해진 시간만큼 수행하는 것이 중요하다. 이는 수행자가 평생 지키는 루틴이기도 하다. 명상을 의료 현장에 적용하기 위해서는 의료인에게 수행자의 자세가 필요하고, 이는 종교와 종교인에게서 배울 수 있다.

그런데 명상을 종교적·영적으로 접근하다 보면 부닥치는 문제가 있다. 의료 현장에서는 환자의 수행 능력에 따라 명상 행위가 달라지기 때문에 비교적 쉬운 방법을 선택하게 된다. 주로 호흡법, 이완법, 마음챙김에 대한 교육이다. 그러다 보니 치료자 역시 명상을 쉽게 학습하려는 경향이 있다.

연구도 마찬가지다. 명상 연구는 수행자가 보편적으로 활용할 수 있고 사람에 따라 편차가 없도록 실제 의료 현장의 명상보다 더 쉽고 간단한 방법을 채용하게 된다. 그러다 보니 연구자 역시 명상을 쉽게 수행하려는 경향이 있다. 이렇듯 의료인인 연구자와 교육자가 명상을 쉽게 대하려는 태도와 마음가짐을 경계할 필요가 있다.

명상하는 삶

유발 하라리는 『21세기를 위한 21가지 제언』에서 21세기를 살아가기 위한 화두 중 하나로 명상을 제시하며 '오직 관찰하라.'고 강조한다. 명상으로 자신의 몸과 마음을 관찰함으로써 진정한 자신을 찾을 수 있기 때문이다.

『EQ 감성지능』의 저자 대니얼 골먼과 명상 신경과학 분야의 선구자 리처드 데이비드슨이 쓴 『명상하는 뇌』는 명상하면 무엇이 변화하는가, 그것이 얼마나 지속되는가, 명상이 그 사람을 변화시키는가에 대한 리뷰이자 명상 실천서이다. 저자들은 명상은 연구와 수행이 분리되지 않는다고 말한다. 과학적이고 객관적인 연구자의 입장이 있으면서, 동시에 경험적이고 주관적인 수행자의 입장을 함께 가지고 있다는 것이다.

한국명상학회장을 역임한 김완석 아주대 교수는 학회 퇴임 기념 강연에서 다음과 같이 질문했다. "심리학자로서 명상을 과학적으로 연구할 때 명상 수련과의 괴리는 어떻게 해결할까?" 질문에 대한 답이다. "수련은 직접적인 체험이 중요하며 과학과는 다른 관점이다."

　수행자와 과학자 혹은 심리학자가 명상을 보는 시각 차이는 분명히 존재한다. 하지만 두 가지 관점 중 어느 하나를 포기해야 하는 것은 아니다. 이 문제를 해결하기 위해 명상이 가진 고유의 의미와 목적을 잘 간직하면서, 현대인에게 도움이 되는 명상을 연구하는 것이 필요하다. 그러면서 '적정명상(Appropriate Meditation)'을 제안했다. 삶 속에 녹아 있는 실제적이고 적절한 명상으로 일상에서 응용할 수 있는 명상, 실제 도움이 필요한 사람에게 도움이 되는 명상, 출가하거나 전문가가 되지 않아도 활용할 수 있는 명상, 작은 깨달음을 얻을 수 있는 명상, 보통의 삶을 지배하고 있는, 실제의 삶에 적용할 수 있는, 깨달음이 아닌 인식과 관점을 실제에 부합하도록 전환할 수 있고 편견을 해결하는 명상, 일상적인 삶의 균형을 위한 명상이다. 이것이 지금 시대에 필요한 명상이라고 생각한다.

　의료인이 병원에서 명상을 치료의 한 방법으로 활용하고 있다면 과학 명상과 깨달음의 명상, 의료인의 입장과 수행자의 입장을 함께 고민해야 한다. 의료인이 진료하는 의사의 입장과 고통을 해결하고자 하는 환자의 입장을 모두 견지하며 명상을 활용한다면 그것이 진정한 '치유 명상'이 될 것이다.

1 메모리얼 슬론 케터링 암센터의 통합의학 부서에서는 심신중재에 관
한 다양한 치료 프로그램을 진행하고 있다. 심신중재 가운데 대표적
인 방법이 명상이다. 센터 홈페이지에서 필요한 워크샵을 신청할 수
있다. 심신중재법은 명상 외에도 운동, 호흡법, 자비 훈련, 한의학과
기공, 아유르베다, 마사지 등이 있는데 환자가 워크샵을 통해 암 치료
에 적극적으로 참여하도록 한다.
www.mskcc.org/cancer-care/diagnosis-treatment/symptom-
management/integrative-medicine/therapies/workshops

2 보완대체의학의 정의는 시간이 지나면서 달라졌다. 1998년 국립보완
대체의학센터와 2014년 국립보완및통합건강센터의 안내를 보면 센
터 이름과 분류가 변화된 자료를 볼 수 있다. 2014년의 새로운 분류
에서 보는 바와 같이 생물학적 제제로 천연물·약초·음식을 중심으로
하는 하나의 영역이 있고, 다양한 심리요법과 마사지와 같이 손의 접
촉을 통한 수기법, 기(氣)와 같은 에너지를 활용하는 에너지 치료법
이 심신중재로 통합됐다. 또 인도와 동아시아, 유럽 등 각국의 전통의
학이 별도의 영역으로 자리 잡은 것을 볼 수 있다.
이런 변화 속에서 보완대체의학 분야의 여러 치료 기술들은 현대 의
학과 협조하며 발전하고 있다. 특히 미국에서 전통의학은 대체의학
가운데 독립적인 체계를 가진 의학으로 분류되어 별도의 교육과 진
료가 행해지고 있다. 미국의 암센터에서는 정통의학을 기본으로 하

면서도 이들 분야와 협조 관계를 맺고 진료하는데, 병원 내에서 다양
한 치료자들이 통합의학과 등의 부서에서 팀을 이루어 진료에 참여
한다.

NCCAM (국립보완 대체의학 센터) 1998	Biological (생물학적 제제)	Mind-Body (심신중재)	Manipulative and Body (수기 및 신체 중재)	Energy Therapies (에너지 치료)	Alternative Medical System (대체의학)
	약초, 특별 식사, 음식, 보충제, 효소 요법	명상, 최면, 춤 또는 예술 치료, 기도	카이로프락틱, 마사지, 롤핑, 반사요법, 지압	기공, 레이키, 치유적 접촉, 자기장	한의학, 아유르베다, 동종요법, 자연요법
NCCIH (국립보완 및 통합건강 센터) 2014	천연 산물	심신중재			기타

3   장치청 (2015) : 황제내경, 인간의 몸을 읽다. 판미동.
황제내경은 한의학의 기본 철학과 이론을 담고 있으면서 인간의 생명
을 통찰한 한의학 최초의 고전이다. 장치청은 철학과 중의학의 중국
최고 권위자로 황제내경을 현대의 시각으로 재해석하면서 논어보다
먼저 읽을 가치가 있다고 책을 소개한다.
4   아차리아 발크리쉬나 (2020) : 아유르베다의 과학 (원제목 : A Practical
Approach to the Science of Ayurveda), 글로벌콘텐츠.

인도의 아유르베다는 동아시아의 한의학과 함께 전 세계에서 보편적으로 수용되는 전통의학이다. 전통의학의 맥을 온전히 유지하고 있어 철학적 특색이 강하다. 아유르베다의 요가와 한의학의 기공은 명상과 유사한 목적과 방법을 가지고 있다. 모두 심신의 건강을 통합적으로 도모한다는 면에서 전통의학의 맥을 그대로 유지하고 있는 건강 수행법이다.

5   Yun H (2017)：Growth of Integrative Medicine at Leading Cancer Centers Between 2009 and 2016：A Systematic Analysis of NCI-Designated Comprehensive Cancer Center Websites, J Natl Cancer Inst Monogr.

논문에서 보듯 보완대체의학의 각 치료법이 의료 현장에서 광범위하게 활용되고 있는 것을 알 수 있다. 미국 병원에서는 보완대체의학의 다양한 치료법들을 원내에 통합의료센터를 두어 시행하기도 하고, 의료 협력 기관을 지정해 원외에서 협업하기도 한다.

6   한의과대학 예방의학교실 (2014)：양생학, 계축문화사.

정우진 (2020)：양생, 소나무.

기공(氣功)은 한의학의 고전인 황제내경에서도 소개하고 있는 전통적인 양생법이다. 기공은 호흡과 자세, 마음 다스리기로 구성되어 있다. 한의학에서는 경락이라는 소통의 통로를 활용해 호흡과 자세를 위주로 설명하고 있다. 호흡으로는 단전호흡법, 자세로는 태극권 같은 훈련법이 활용된다. 여기에 빠질 수 없는 분야가 마음 다스리기 혹은 정신 훈련이다. 마음 다스리기와 정신 훈련은 한의학 서적보다는 철학이나 종교의 영역에서 많이 다뤄지고 있다. 중국에서는 도가, 유학, 불교가 각 분야의 특성에 따라 여러 방법을 제시하고 있다. 중국의 철학과 종교가 한국으로 유입되면서 한국의 특징적인 방법으로 발전하기도 했다.

기공은 침, 한약과 함께 한의학의 세 가지 치료법이다. 기공은 다른 치료법과는 달리 본인의 수행이 필요한 양생법이자 훈련법이다. 임상에서의 활용은 세 가지 구성 요소를 가지고 세 가지 기본적인 방법을 적용한다. 구체적인 훈련법은 구성 요소와 방법이 융합해 이뤄진다.

기공의 구성 요소는 기공삼조(氣功三調)로 나뉜다. 몸의 조절인 조신(調身)은 기의 활동성을 만들기 위한 자세와 동작 훈련, 호흡의 조절인 조기(調氣)는 호흡을 통한 기의 순환 훈련, 마음의 조절인 조심(調心)은 마음 다스림 훈련을 의미한다.

기를 다루는 방법으로는 기를 느끼는 감기(感氣), 기를 몸에 축적하는 축기(蓄氣), 기를 운행하는 행기(行氣)가 있다. 구체적인 훈련법으로는 축기를 위한 방법으로 단전을 활용한 단전호흡, 동작에 대한 훈련으로 기감을 지속적으로 이어 가며 이를 행기로 이어 가는 방법인 태극권, 마음을 비우는 결과로 비움의 허(虛)와 깨달음의 도(道)가 만나는 마음 훈련법인 허심합도(虛心合道)가 있다.

7   아차리아 발크리쉬나 (2020) : 아유르베다의 과학 (원제목 : A Practical
      Approach to the Science of Ayurveda), 글로벌콘텐츠.
      아유르베다에서는 요가를 단순한 동작을 넘어 정신적 훈련과 삶으
      로 본다. 그렇기 때문에 신체 이완의 자세로부터 시작해 호흡법, 정화
      법, 감각 제어, 명상뿐 아니라 도덕적 삶과 법칙을 준수하도록 한다.
      여러 요가법 가운데 아쉬탕가 요가는 요가를 체계적으로 학습하는 데
      좋은 방법이다. 생활 준칙부터 명상과 깨달음에 이르는 방법이 소개
      되어 있어 각 단계를 체계적으로 학습하게 된다.
      – 야마: 하지 말아야 할 것. 비폭력, 진실함, 훔치지 않음, 청정함, 무
        소유로 다섯 가지의 자아 통제이자 금지 계율로 보편적인 도덕률을
        배운다.
      – 니야마: 지켜야 할 것. 권고하는 규칙으로 청결함, 만족, 정화하는
        행위, 영적인 공부이자 자신에 대한 공부, 신에 대한 헌신을 익힌다.
      – 아사나: 자세 행법. 자세는 안정되고 편안해야 하고 몸의 완전한 이
        완과 이어지는 끊임없는 자각을 통해 마음은 한계 없는 상태로 전환
        되며 무한함과 완벽한 자세가 온다.
      – 프라나야마: 호흡법. 쉼 없는 호흡법을 행하면 모든 시간에 의식이
        깨어 있다.
      – 프라티야하라: 감각 통제. 마음의 본성을 따라감으로써 감각 대상
        에 접촉하지 않고 감각들을 철수하게 된다. 모든 감각이 철수되어

그 현상으로 자유로울 수 있는 것은 그 감각을 지켜보는 것이다.

- 다라나: 집중. 집중은 마음을 하나의 대상으로 모아지게 하는 것이다.

- 디야나: 명상. 마음의 집중이 한 대상에 연속적으로 모아져 명상이 된다. 명상이란 마음의 집중이 이어짐을 말한다. 그때 몸은 휴식을 취하고 혼란한 생각은 사라지게 된다.

- 사마디: 삼매. 명상이 삼매로 이어지면 명상의 대상이 사라지고 자신의 본성이 드러난다. 삼매는 명상의 대상 그 본질로 마음이 녹아 들어 아무것도 존재하지 않고 순수한 자각만이 남는다.

8 Kabat-Zinn (1982) : An outpatient program in behavioral medicine for chronic pain patients based on the practice of mindfulness meditation : theoretical considerations and preliminary results, Gen Hosp Psychiatry, 4(1) :33-47.

카밧진의 첫 연구는 전통적인 치료로 호전되지 않는 만성 통증 환자 51명을 대상으로 10주간의 MBSR을 진행하면서 이뤄졌다. 주요 통증 범주는 허리, 목과 어깨, 두통이었다. 10주 후 환자의 65%가 통증 평가 지수에서 33% 이상 감소했고, 50%가 50% 이상 감소했다. 기분 장애와 정신과적 증상 역시 상당한 감소가 나타났으며 추적 조사에서 비교적 안정적이었다. 이와 같은 결과를 얻으면서 명상이 만성 통증 환자의 자기 조절에 대한 효과적인 행동 프로그램의 기초로 사용될 수 있다고 결론을 내렸다.

9   Mindfulness Based Stress Reduction (MBSR) Authorized Curriculum Guide (2017).

정애자 (2015) : MBSR 마음챙김에 기반한 스트레스 감소 프로그램 매뉴얼, 전북대학교출판문화원.

MBSR을 체계적으로 학습할 때는 프로그램을 순차적으로 학습하도록 권고된다. 특히 명상 초보자는 일상에서 마음챙김의 기술을 체계적으로 학습할 필요가 있다. 한국의 명상이 집중명상을 중심으로 발전하였기에 마음챙김을 이해하기 위해서는 프로그램으로 만들어진 MBSR을 순차적으로 학습하는 것이 중요하다.

10   Hölzel BK (2011) : How does mindfulness meditation work? Proposing mechanisms of action from a conceptual and neural perspective. Perspectives on psychological science.

명상에 대한 뇌과학 연구 결과는 이미 많이 축적되어 체계적 문헌 분석을 넘어 근거 합성 결과를 도출하는 단계에 이르렀다. 이제 명상은 근거를 가진 과학의 시대에 접어들었다고 할 수 있다.

11   신체 내부에서 발생하는 감각을 인지하는 능력. 지금, 이 순간의 상태를 느낄 수 있는 능력으로 마음챙김의 개념과도 맞닿아 있다. 이 능력을 가지고 있다는 것은 명상을 하면서 자신의 몸의 변화를 관찰할 수 있다는 것을 의미한다.

12 Fox KC (2014) : Is meditation associated with altered brain structure? A systematic review and meta-analysis of morphometric neuroimaging in meditation practitioners. Neuroscience & Biobehavioral Reviews.

명상이 단지 뇌의 기능뿐 아니라 구조도 바꾼다. 구조 변경에 관한 연구들도 이제는 확고한 근거를 구축하고 있다.

13 인간의 뇌는 파충류의 뇌에서 시작해 포유류의 뇌를 거쳐 인간의 뇌로 진화하면서 이 세 가지 기능을 모두 가지고 있다. 이를 기능적으로 보면 생존을 위한 뇌, 정서와 기억을 위한 뇌, 그리고 사고와 판단을 위한 뇌로 설명할 수 있다. 이와 같이 뇌를 거시적 관점에서 바라보면 뇌를 이해하면서 명상을 수행할 수 있다.

14 대니얼 골먼·리처드 데이비드슨 (2022) : 명상하는 뇌, 김영사.

명상을 하면 뇌의 기능뿐 아니라 구조 역시 변한다는 것은 이제 보편적 상식이 되었다. 뇌의 변화에 대한 과학적 근거를 담은 책은 명상을 수행하는 목적을 명료하게 할 수 있다. 이 책의 원제목은 '변성된 특성(Altered Traits)'이다. 명상을 하면 그 사람이 변화된다는 것이다.

15 명상을 설명하는 용어는 다양하다. 명상의 기원부터 활용되고 있는 분야에 따라 설명이 달라지기도 한다. 이 설명은 Online Etymology Dictionary에서 인용했다.

명상의 중심에는 사티(Sati)가 있고, 집중에 해당하는 사마타(Samata),

통찰에 해당하는 위파사나(Vipassana), 자비에 해당하는 메따(Metta)
가 있다.

16   김완석 (2017) : 명상법의 효과와 과정 개념 모형. 명상지도전문가를
     위한 고급교육과정.
     한국명상학회에서는 MBSR을 기본으로 하고 한국의 명상 특성을 융
     합한 K-MBSR을 교육하고 있다. 여기서는 명상을 크게 세 가지로 분
     류해 설명한다.
     - 집중명상: 마음의 안정을 목적으로 한 가지 대상에 주의를 고정하
       고 유지하는 명상법으로 건강과 삶의 질 향상의 효과를 가진다.
     - 통찰명상: 지혜통찰을 목적으로 매 순간의 경험에 주의하고 따라가
       며 관찰하는 명상법으로 개인의 심리 자원 향상의 효과를 가진다.
     - 자비명상: 자비의 감정과 태도를 갖는 것을 목적으로 대상을 심상
       화하고 자비심을 전달하는 명상법으로 자기 긍정성과 이타성의 향
       상, 사랑의 태도를 함양하는 효과를 가진다.

17   곽철환 (2003) : 시공 불교사전. 시공사.
     명상이 불교에서 출발하였기에 전통적 불교 용어에 대한 해석이 중요
     하다. Mindfulness 이전에 Sati에 대한 정의가 필요하다. 집중에 해당
     하는 사마타(Samata)와 통찰에 해당하는 위파사나(Vipassana)를 포괄
     하는 개념으로 Sati를 설정한다.

18   Kabat-Zinn (1990) : Full Catastrophe Living, Random House.

마음챙김에 대한 첫 번째 정의다. 이 정의를 기반으로 MBSR이 만들어졌고 이후 과학적 연구가 진행됐다.

19   Bishop SR (2004) : Mindfulness : a proposed operational definition. Clinical psychology : Science and practice.

마음챙김에 대한 심리학적 정의가 정립되면서 명상의 효과뿐 아니라 명상 효과의 기전을 검증하는 연구가 시작됐다.

20   Brown, K.W. & Ryan, R.M. (2003) : The benefits of being present : Mindfulness and its role in psychological well-being. Journal of Personality and Social Psychology, 84, 822–848.

마음챙김 주위 자각 척도(MAAS)는 마음챙김의 핵심 특성인 현재 일어나고 있는 일에 대한 개방적 또는 수용적 자각과 주의를 측정하는 도구이다. 마음챙김의 능력을 측정하는 도구로 한국판으로도 개발되어 있다.

21   Feldman, G., Hayes, A., M., Kumar, S., Greeson, J., & Laurenceau, J. (2007) : Mindfulness and emotion regulation : The development and initial validation of the Cognitive and Affective Mindfulness Scale-Revised(CAMS-R). Journal of Psychopathology and Behavioral Assessment, 29, 177–190.

인지적 및 정서적 마음챙김 척도(CAMS-R)는 마음챙김의 구성 개념의 다양한 측면을 측정하기 위해 개발된 검사로 한국판에서는 3요인

구조로 알아차림, 주의, 수용을 하위 척도로 설정해 측정하는데 마음챙김명상으로 인해 나타나는 치료적 변화를 민감하게 탐지할 수 있다.

22 Baer RA, Smith GT, Hopkins J, Krietemeyer J, Toney L. Using self-report assessment methods to explore facets of mindfulness. Assessment. 2006;13(1):27-45.

5요인 마음챙김 척도(FFMQ)는 5가지 측면을 지닌 다차원적 척도로 기존의 마음챙김 척도들을 통합해 마음챙김의 개념, 구성 요인뿐만 아니라 각 요인 간 상관 분석 결과 등이 포함되어 있다. 포괄적으로 마음챙김을 측정할 수 있는 도구로 마음챙김명상 전후의 효과를 측정한다.

23 Shapiro, S. (2006) : Mechanisms of mindfulness. Journal of Clinical Psychology, 62, 373 - 386.

명상의 기전은 심리학의 설명이 가장 명료하다. 명상의 효과와 결과뿐 아니라 그런 효과와 결과가 나타나는 기전을 밝히는 것이 명상을 과학과 만나게 했다.

24 Hölzel BK (2011) : How does mindfulness meditation work? Proposing mechanisms of action from a conceptual and neural perspective. Perspectives on psychological science.

명상에 대한 뇌과학 연구 결과는 이미 많이 축적되어 체계적 문헌 분석을 넘어 근거 합성 결과를 도출하는 단계에 이르렀다. 이제 명상은 근거를 가진 과학의 시대에 접어들었다고 할 수 있다. 뇌과학 연구에서 가장 눈에 띄는 연구는 fMRI를 활용한 연구다. 명상하는 바로 그 시점에 뇌에서 어떤 활동이 이뤄지고 있는지를 알 수 있다. 생각할 때, 감정이 일어날 때, 몸이 아플 때처럼 명상을 하고 있는 바로 그 순간의 뇌 활동을 볼 수 있다. 이 연구를 통해 비록 명상 초보자라고 해도 명상 상태에서의 뇌의 활동을 알 수 있다.

25 내수용감각(Interoception)은 우리 몸 내부의 상태를 감지하고 인식하는 능력을 말한다. 이는 지금 이 순간의 상태를 느낄 수 있는 능력으로 마음챙김의 개념과도 맞닿아 있다. 이 능력이 있으면 명상하면서 자기 몸의 변화를 관찰할 수 있다는 것을 의미한다. 명상 수련을 통해 심장의 박동, 호흡뿐 아니라 소화 활동, 스트레스나 불안 등의 신호를 인지하도록 도와주는데, 단지 느끼는 것으로 끝나는 것이 아니라 조절하는 능력으로 이어지게 된다.

26 Fox KC (2014) : Is meditation associated with altered brain structure? A systematic review and meta-analysis of morphometric neuroimaging in meditation practitioners. Neuroscience & Biobehavioral Reviews.
명상이 단지 뇌의 기능뿐 아니라 구조도 바꾼다. 구조 변경에 관한 연구들도 이제는 확고한 근거를 구축하고 있다. fMRI가 뇌의 활동을 측정하는 것이라면 MRI는 뇌의 구조를 관찰하는 것이다. 뇌의 구조를 변화시키는 명상 연구는 오래 명상 수련한 사람을 대상으로 하게 된다. 구조의 변화는 장기간의 수련 시간이 요구된다.

27 김종우 (2011) : 기와 함께하는 15분 명상. 집문당.
한의학에서 명상을 치료 현장에 활용할 때는 기공을 함께 실행한다. 명상과 기공은 아시아 문화에서 발생한 정신 건강을 위한 훈련법으로 서로 유사한 점이 많다. 특히 기공은 의료적 관점에서 발전하였기에 치료 현장에서 명상을 적용할 때 융합하여 활용한다.

28 기(氣)와 함께하는 명상 프로그램은 명상과 기공, 한의학의 체질 탐색이 융합되어 있다.

회기	주제	내용
1	한의학에서 보는 몸과 마음의 이해	몸과 마음은 하나라는 것을 이해하고 명상 입문하기
2	이완 훈련	점진적 근육 이완법과 자율훈련법으로 이완 익히기
3	호흡 훈련	호흡에 대한 집중명상과 복식 호흡 연습하기
4	명상 훈련	이미지 훈련, 상상하기, 마음챙김 이해하기
5	증상 느끼기	증상 느끼기와 기를 활용하여 아픈 곳 어루만지기
6	자신을 받아들이기	이완을 통하여 증상을 완화하기, 사고장 요법
7	체질을 알고 이해하기	체질에 따라 자신에 맞는 모습 찾아가기
8	이상적인 건강한 상태 찾기	이상적이고 최적인 상태를 만들어 가기

29   Hwang Eun-Young, Chung Sun-Yong, Cho Jae-Heung, Song Mi-Yeon, Kim Sehyun, Kim Jong-Woo. Effects of a Brief Qigong-based Stress Reduction Program (BQSRP) in a distressed Korean population: a randomized trial. BMC Complementary and Alternative Medicine, 13:113.

기와 함께하는 명상을 프로그램으로 만들어 임상 연구를 진행했다.

30   한의학정신건강센터 (2020) : 코로나 19 명상으로 마음 다스리기.

'코로나19 현장에서의 한의사 마음 건강법 지도 매뉴얼'로 한의학 정신건강센터 유튜브(www.youtube.com/@kmmhofficial)에서 들을 수 있다.

31   Kwon Chan-Young, Kwak Hui-Yong, Kim Jong-Woo (2020). Using Mind – Body Modalities via Telemedicine during the COVID-19 Crisis: Cases in the Republic of Korea, International Journal of Environmental Research and Public Health.

한의학정신건강센터에서 제작한 프로그램을 진행한 연구 결과를 발표했다.

32   김종우 (2024) : 걷지 않을 이유가 없다, 나녹.

한의학 임상 현장에서 환자에게 권하는 첫 번째 명상이 걷기명상이다. 걷기명상을 통해 일단 걷기에 대한 즐거움을 느끼게 하는 것이 모든 치료의 시작이다.

33 inMind (2024) : 의료명상 mHealth 전문가 과정 세미나, 한의학정신
건강센터.
한의학정신건강센터에서는 앱을 활용한 명상을 교육하고 있다. 환자
는 앱을 활용해 병원에서 명상을 쉽게 배우고, 일상에서 명상을 수행
하며, 병원을 재방문하여 명상 수행을 점검받을 수 있다.

34 Yoon Seok-In, Lee Seung-Il, Suh Hyo-Weon, Chung Sun-Yong,
Kim Jong-Woo (2022) : Effects of mobile mindfulness training
on mental health of employees, A CONSORT-compliant pilot
randomized controlled trial, Medicine.
직장인을 대상으로 한 모바일 앱의 효과에 대한 연구 결과가 발표됐다.

35 강동경희대병원 통합암센터장 최원철 교수 인터뷰, '암 극복법&암
예방 위한 생활 습관', 여성동아, 2007년 1월 1일.
"암을 극복하기 위해서 자신의 일상을 점검해야 한다. 일상의 생활은
전통적 모습을 구현할 필요가 있다. 오랜 기간 축적된 삶을 구현할 때
건강이 회복되는 것이다."

36 야나기하라 가즈코 (2005) : 암환자학, 은행나무.
암을 진단받았을 때 해야 할 일 50가지가 소개되어 있다.

37 Cillessen L (2019) : Mindfulness-based interventions for
psychological and physical health outcomes in cancer patients and
survivors : A systematic review and meta-analysis of randomized

controlled trials. Psycho-oncology

암 환자를 대상으로 하는 명상의 효과는 이미 근거 합성 연구가 이뤄지고 있다. 암에 대한 명상의 효과를 근거를 가지고 접근한다.

38 Xunlin N G (2020) : The effectiveness of mindfulness-based interventions among cancer patients and survivors: a systematic review and meta-analysis. Support Care Cancer.

마음챙김을 기본으로 하여 다른 분야의 치료 기술과 융합한 기법이 만들어지고 있다. 이러한 다양한 기법들은 결국 병의 종류에 따라, 환자의 특성 및 선호도에 따라 여러 치료법이 명상과 함께 만들어질 수 있음을 알 수 있다.

39 Crowder S (2023) : The Lived Experience of Young Adult Cancer Survivors after Treatment: A Qualitative Study, Nutrients.

암을 앓고 있는 환자에게 어떤 도움이 필요한지는 단기 생존자와 장기 생존자에 따라 달라지는데, 명상을 진행할 때도 이를 고려해야 한다.

	단기 생존자	공통	장기 생존자
증상	통증, 부동성, 약물 부작용(예: 탈모)	피로, 식이요법 제한 사항(예: 취향 변화, 특정 음식에 대한 민감도)	알 수 없는 삶과 스트레스에 대한 두려움(예: 장기적인 관계의 유지), 호르몬 변화(예: 조기 폐경)

심리적 우려 사항	심각한 우려 사항(예: 탈모, 흉터), 신체 이미지(예: 외관, 체중 변화), 코로나19 격리, 약물 부작용	치료 불안, 재발에 대한 두려움, 자아 의식에 대한 느낌, 손상된 삶의 질	만성적인 문제(예: 직업을 찾고 유지하는 능력, 출산 문제, 금전적 부담)
대처 전략	회피 기반 부정적인 대처 전략(예: 간식, 음악 듣기)	마음챙김, 유머, 소셜 미디어와 지원 그룹에 참여하기	행동 기반 대처, '긍정적인' 전략 (예: 사회적 지지 구하기, 신체 활동)
건강 행동의 변화	부동성 문제, 일부 물리적 제한 활동과 우선순위, 그 결과 건강한 식습관	치료 후 영양과 신체, 활동에 대한 중요성에 대한 가치	신체 활동과 건강한 음식, 행동에 참여

40 이명선 외 5인, 암 환자들의 심리사회적 어려움에 대한 포커스 그룹 연구, Korean Acad Adult Nurs 2010 ; 22(1) : 19-30.
암의 단계에 따라 변화하는 환자의 모습을 기초로 해 명상 프로그램이 만들어질 수 있다.

41 켄 윌버 (2012) : 무경계-나는 누구인가에 관한 동서고금의 통합적 접근, 정신세계사.
정신적인 고통을 해결하기 위한 심리 치료는 경계가 없다. 여러 수준의 기법이 있는데, 이를 통합적으로 이해하고 활용할 필요가 있다.

42 Goyal M (2014) : Meditation programs for psychological stress and well-being: a systematic review and meta-analysis. JAMA Intern Med.

정신 장애에 대한 연구는 질병의 특성으로 인해 어려운 점이 있다. 명상 연구에서도 효과를 밝히고 있지만, 근거 확립에 어려움이 있다.

43 Aneeque Jamil. (2023) : Meditation and Its Mental and Physical Health Benefits in 2023, Cureus.

명상의 효과를 전반적으로 정리하며 정신 건강의 다양한 영역에서 활용되고 있음을 보여 준다.

44 Vancampfort, D (2021) : The efficacy of meditation-based mind-body interventions for mental disorders: A meta-review of 17 meta-analyses of randomized controlled trials. Journal of psychiatric research.

명상 연구에 대한 체계적인 분석과 메타 분석을 한 결과들은 효과에 대해서는 의문을 제기하지 않지만, 아직 확증을 내리기는 어려워한다. 이는 명상이라는 치료법에 대한 다양성과 함께 정신 장애가 임상 연구를 수행하는 것이 어려움을 보여 준다.

45 Lu, C. F (2012) : Exploring the zen meditation experiences of patients with generalized anxiety disorder: a focus-group approach. Journal of Nursing Research.

정신 장애를 연구할 때 효능뿐 아니라 환자의 경험을 관찰하는 연구가 중요하다. 그러한 연구를 통해 환자가 어떤 변화를 일으키는지에 대해 실증적 장면을 도출해 낼 수 있다.

46   Oliver Mason (2001) : A qualitative study of mindfulness-based cognitive therapy for depression. Br J Med Psychol.
정신 장애 연구에서는 질적 연구를 많이 활용한다. 명상이 정신 장애에 효과가 있음을 탐색하는 연구에서 환자의 경험은 중요한 연구 결과가 된다.

47   Shonin, E. (2014) : Do mindfulness-based therapies have a role in the treatment of psychosis?. Australian & New Zealand Journal of Psychiatry.
여러 정신 장애 가운데 정신증에 대한 연구는 아직 결론을 내리지는 못할 것 같다. 효능뿐 아니라 이상 반응도 검토를 해야 한다.

48   조현주 (2019) : 심리 치료 및 상담과 마음챙김명상의 접점과 활용방안. 불교문예연구.
명상이 치료의 한 방법으로 활용될 때 환자뿐 아니라 치료자의 문제가 있을 수밖에 없다. 명상을 치료에 적용할 때 명상 지도자의 역량을 평가하는 방법이 마련되어 있지 않은 점도 문제점 중의 하나다.

49   존 사노 (2017) : 통증혁명. 국일미디어.
통증은 신체적 고통이기는 하지만 심리적 고통이 추가되기 때문에 통합적 이해가 필요하다. 이는 통증에 대한 객관적인 평가뿐 아니라 환자의 주관적 호소가 진단에 필요하기 때문에 통합적 접근이 중요한 것이다.

50 리처드 앰브론 (2023) : 통증의 뇌과학, 상상스퀘어.

통증에 대한 뇌과학적 이해는 통증을 통합적으로 이해하는 데 실마리
를 제공한다. 통증을 뇌과학을 통해 설명하면 환자 역시 자신의 통증
을 이해하는 데 도움을 받는다.

51 Hilton, L.,(2017) : Mindfulness meditation for chronic pain :
systematic review and meta-analysis. Annals of behavioral
medicine.

통증에 대한 명상의 효과가 체계적 문헌 고찰과 메타 분석을 통해 확
인되었다.

52 Perlman, David M. (2010) : Differential effects on pain intensity
and unpleasantness of two meditation practices.. Emotion.

장기간의 명상 수행자가 단기간의 수행자에 비해 통증을 효과적으로
조절할 수 있다는 실험적 연구 결과를 볼 수 있다.

53 Brown, C. A.,(2020) : Meditation experience predicts less
negative appraisal of pain : electrophysiological evidence for the
involvement of anticipatory neural responses. Pain.

명상을 수행하면 통증으로부터 일어나는 불쾌감도 줄일 수 있다는 실
험적 연구 결과를 볼 수 있다.

54 서후 (2016) : 나는 통증 없이 산다-10일간의 위빠사나 명상록, 하루
북스.

명상을 수행하는 과정에서 나타나는 자신의 변화를 통증을 대상으로
관찰한 연구 결과다. 통증을 조절하고 줄이는 과정이 순차적으로 정
리되어 있다.

55 Stahl JE. (2020) : Medical Qigong for Mobility and Balance Self-
Confidence in Older Adults. Front Med (Lausanne).
기공의 최근 연구들은 동작을 중요하게 여긴다. 동작을 학습하고 이
를 수행하는 것으로 그 효과를 입증하고 있다. 이는 특히 재활의학 분
야와 통증 분야에서 활발하게 이뤄지고 있다.

56 Albert Y. (2018) : Qigong and Tai-Chi for Mood Regulation.
Focus.
명상이 과학 명상으로 넘어가는 과정에서 '마음챙김'이라는 개념을
명료하게 했다. 명상의 효과 기전으로 이 개념을 넣으면서 연구가 시
작되었다. 기공의 기전에 대하여도 명상과 같은 기전으로 설명한 연
구가 있다.

57 자생력 증진을 위한 마음챙김과 기공 훈련

회기	주제	상담	교육	실습
1	이해	문제 도출하기 – 무엇 때문에, 왜 힘든가?	고통을 이해하고 자생력을 이해하기	고통과 최적에 대한 이해
2	호흡	몸과 마음의 불균형을 스스로 바로잡을 수 있을까?	호흡을 통해 균형과 조화를 만들어 내기	호흡명상을 통해 자신의 리듬으로 돌아오기
3	이완	긴장되어 있는 상태를 어떻게 이완시킬 것인가?	이완법을 통해 자율신경계의 균형을 회복하기	바디스캔을 통한 이완과 휴식

4	마음 챙김	내 마음이 어디를 향하고 있는지 알아차릴 수 있는가?	지금 여기에 머물러서 자신을 관찰하기	열린 마음챙김으로 경험을 수용하고, 지금 여기에 머무르기
5	감기	기에 대한 이해 – 몸과 마음을 어떻게 느낄 것인가?	정신과 신체를 연결하는 생기를 확인하기	기와 함께하는 명상으로 기감 확인하기
6	축기	에너지의 고갈을 어떻게 할 것인가?	자연의 기운을 인체에 축적하기	단전호흡을 통한 축기, 먹기명상을 통해 자연의 기운을 축적하기
7	행기	기를 어떻게 활용할 것인가?	기를 활용하여 타인 및 자연과 교류하기	기공 기본 동작을 통한 행기, 걷기명상을 통해 소통하기
8	최적	일상에서 무엇을, 어떻게 할 것인가?	마음을 비우고 생기를 확인하기	명상과 기공으로 두한족열과 허심합도를 경험하기

58   자생력 증진을 위한 마음챙김과 기공 훈련 표준 프로그램

호흡	수식관명상 – '열'부터 '하나'까지 내쉬는 호흡에 숫자를 붙이기(반복) – 기계적으로 숫자를 붙이는 것이 아닌 호흡과 숫자를 일치시키기 – 들이쉬고 내쉬는 호흡에 '열'→다음 번 들이쉬고 내쉬는 호흡에 '아홉'→ … 호흡기원명상 – 호흡에 기원의 문구를 붙이기(반복) – (예시1) 들숨에 '내가', 날숨에 '편안하기를'
이완	자율훈련법 – 깊고 부드럽게 호흡하기 – 오른팔, 왼팔, 양팔 순으로 무거운 느낌 관찰하기 – 오른손, 왼손, 양손 순으로 따뜻하고 무거운 느낌 관찰하기 – 이완되었을 때 최적의 상태 이해하기: 심박, 호흡, 아랫배, 이마

이완	바디스캔 - 신체 부위별 감각을 알아차리기 - 발바닥→다리→골반과 사타구니→허리와 등→배와 가슴→양팔→어깨와 목→얼굴
마음챙김	마음챙김명상: 신체 감각 알아차림 - 코끝에서 느껴지는 호흡 감각 관찰하기 - 아랫배에서 느껴지는 호흡 감각 관찰하기 - 코끝과 아랫배에서 느껴지는 호흡 감각 관찰하기 - 생각과 감정까지 알아차리기, 호흡으로 돌아오기
감기	기와 함께하는 명상 - 호흡: 편안하고 자연스러운 호흡, 들숨과 날숨의 차이를 관찰하기 - 이완: 부위별 신체 감각을 알아차리기. 어깨→위 팔뚝→팔꿈치→아래 팔뚝→손목 - 기감 느끼기: 양 손바닥 사이의 기감 관찰하기 - 기감 활용하기: 손바닥으로 통증 부위 마사지, 아랫배에 양 손바닥 얹기
축기	단전호흡 - 깊고 규칙적인 호흡 - 단전의 위치를 확인하기 - 호흡을 통해 단전에 에너지를 축적하기 먹기명상 - 오감을 활용해 건포도를 관찰하기 - 건포도를 먹으면서 에너지를 축적하기 - 심상을 활용해 건포도에 담긴 자연의 에너지를 느끼기
행기	행기 수련 - 감기: 손바닥을 통해 기감 느끼기 - 축기: 단전호흡을 통해 축기하기 - 기세와 마보참장: 양 손바닥을 땅과 수직이 되도록 끌어올리고 다리 굽히기 - 조기공: 양 손바닥을 마주하며 기감 느끼기 - 행공: ① 양팔을 앞으로 뻗고 거둬들이기 ② 양팔을 위아래로 뻗고 돌리기 걷기명상 - 서 있는 상태에서 발바닥의 감각 알아차리기 - 걸으면서 발바닥의 감각 알아차리기 - 걸으면서 자연과 교류하기 - 걸으면서 떠오르는 생각과 감정을 정리하기

59   류정수 (2023) : 명상의 길, 붓다의 길, 한국명상학회 기초교육 자료.
      한의학정신건강센터는 한의사를 대상으로 명상 교육을 진행하는데,
      의학적 관점과 함께 불교에 대한 이해가 필요해 진행한 수업이다. 종
      교와 의학의 만남은 보완대체의학 분야에서 놀라운 일은 아니다. 진
      료 현장에서 종교에 대한 이해는 환자를 이해하는 데도 기여한다. 그
      리고 종교의 가르침이 진료 시 환자에게 권하는 건강 수칙이 되기도
      한다. 붓다의 가르침은 중도, 팔정도, 사성제, 삼법인, 12연기에서 시
      작된다. 이 가르침은 깨달음, 영적 건강을 위한 가이드라인이 된다.

  • 중도(中道) : 쾌락과 고행의 두 극단을 벗어남으로 중도의 지혜를
    얻음을 말한다.

  • 팔정도(八正道) : 중도의 길을 가는 법으로 정견(正見), 정사유(正
    思惟), 정어(正語), 정업(正業), 정명(正命), 정정진(正精進), 정념
    (正念), 정정(正定)의 방법이 제시되어 있다.

  • 사성제(四聖諦) : 네 가지 성스러운 진리로 괴로움(苦), 원인(集),
    소멸(滅), 도(道)이다.

  • 삼법인(三法印) : 세 가지 불변의 진리로 제행무상(諸行無常), 일체
    개고(一切皆苦), 제법무아(諸法無我)이다.

  • 12연기(十二緣起) : 12가지 경로의 원인과 결과의 진리이다.

  • 사념처(四念處) : 네 가지 마음챙김으로 몸 관찰(身), 느낌(감정)
    관찰(受), 마음 관찰(心), 법 관찰(法, Dhamma)이다.

60 중앙승가대학 (2018) : 불교학술대회 '명상과 상담치료, 작용과 부작용'.

명상을 학회에서 만나는 것이 쉬운 일은 아니다. 그렇지만 명상을 수행하면서 공부한다면 학술대회에 참가하는 것도 좋은 방법이다. 명상은 수행의 대상이기도 하지만 학습의 대상이기도 하다. 깊이 이해하면 넓게 활용할 수 있다.

61 윤석인, 김완석 (2022) : 마음챙김명상은 자기관을 변화시키는가?, 한국심리학회지 건강.

명상의 기전을 과학적으로 설명하면서 마음챙김을 중요하게 설정하고 있는데, 불교적 접근에서는 '무아'를 중요한 기전으로 설정하고 있다. 특히 가치관을 변화시키기 위한 노력에서는 종교적 접근이 필요하며 이는 질병의 치료에서도 적용된다.

62 Grabovac, A. D.,(2011) : Mechanisms of mindfulness : A Buddhist psychological model. Mindfulness.

마음챙김은 불교에서 도출된 개념이기에 마음챙김명상 역시 불교적 관점에서 정리할 필요가 있다.

63 인경, 공안선과 간화선, 철학사상, 2005, 21 : 77-108.

64 성승연·박성현 (2011) : 간화선 집중수행 체험의 질적 분석, 한국심리학회지 : 상담 및 심리 치료.

화두선을 만나는 것이 쉽지는 않다. 1박 2일의 짧은 경험에서부터 시작해 볼 수도 있다. 명상을 수행하다 보면 화두선에 관심을 갖게 된다. 일정 시간 동안 집중과 마음챙김을 하다 보면 끝없는 질문에 휩싸이기 때문이다. 동안거나 하안거같이 승려의 수행을 따라 할 수는 없겠지만 명상이나 화두선을 경험하기 위해 일주일 정도의 시간을 내어 보면 소중한 경험을 하게 된다.

65 주은선 (2024) : 심리 치료자들의 자기돌봄을 위한 간화선 체험 연구 – 서구치료자들을 중심으로, 한국콘텐츠학회논문지.
명상은 수행자뿐 아니라 지도자 혹은 치료사에게도 필요하다. 명상을 하면서 얻을 수 있는 지혜를 가지고 환자를 치료한다면 공감을 하는 것뿐 아니라 치료 효과를 높일 수 있으며, 특히 자기 관리에도 도움이 된다.

66 수불 (2019) : 간화선 수행, 어떻게 할 것인가, 김영사.
간화선은 특히 의료인에게 필요하다. 자신이 수행하고 있는 직무에 대해 질병 중심이 아닌 인간 중심의 이해에 도움을 받을 수 있다.

67 박성희 (2007) : 동사섭 상담 (동양상담학 시리즈 9), 학지사.
동양의 전통적 사고를 가지고 상담을 진행할 수 있다. 한국의 동사섭은 한국 문화의 배경을 가지고 있는 수행법이다.

68 박성희 (2007) : 나이칸 상담 (동양상담학 시리즈 8), 학지사.
일본 문화와 관련된 수행법이다. 일본은 한국에 비해 자신의 고유 문화에 기반한 상담이 발달되어 있다.

69   Han XB (2021) : Efficacy of combined naikan and morita therapies on psychological distress and posttraumatic growth in Chinese patients with advanced cancer: A randomized controlled trial, Medicine,
일본 문화에 기반한 치료법이기는 하지만 세계적으로 많이 알려져 있다. 특히 중국에서는 전통적 상담에 대한 연구가 활발히 진행되고 있다.

70   Shen J (2024) : Effects of Naikan-Mindfulness Therapy on Psychiatric Rehabilitation for Chronic Schizophrenia, Altern Ther Health Med.
중국에서의 연구는 매우 진보적이다. 치료의 범위를 정신분열병까지 확장하고 있다.

71   박성희 (2007) : 모리타 상담 (동양상담학 시리즈 7), 학지사.
일본 문화와 관련된 대표적인 수행법이다. 이 방법은 특히 행동 치료적 접근으로 서구에서도 많은 관심을 가지고 있다. 일상으로의 복귀 과정을 원점에서 시작해 점차적으로 확대해 나가는 방법을 활용하고 있다.

72   Feng X (2020) : Morita therapy for schizophrenia: An updated meta-analysis, Asian Journal of Psychiatry, 53.
중국에서의 연구로 적극적인 연구가 진행되고 있다.

병원 명상

초판 1쇄 발행   2025년 3월 7일

지은이   김종우·곽희용

펴낸이   오세룡
편집   여수령 정연주 손미숙 박성화 윤예지
기획   곽은영 최윤정
디자인   조성미
              고혜정 김효선 최지혜

홍보·마케팅 정성진

펴낸곳   담앤북스
주소   서울특별시 종로구 새문안로3길 23 경희궁의 아침 4단지 805호
전화   02)765-1250(편집부) 02)765-1251(영업부)
전송   02)764-1251
전자우편   dhamenbooks@naver.com

출판등록   제300-2011-115호

ISBN   979-11-6201-533-9   03510

정가 17,200원